Prof. Dr. med. Jan Stöhlmacher

Damit Vertrauen im Sprechzimmer gelingt

Ein persönlicher Wegweiser für Patienten und ihre Angehörigen

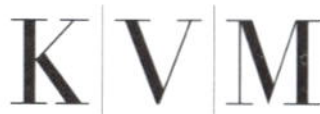

Die Deutsche Nationalbibliothek verzeichnet diese Publikation in der Deutschen Nationalbibliografie; detaillierte bibliografische Daten sind im Internet über *http://dnb.d-nb.de* abrufbar.

Anschrift des Verlags:
KVM – Der Medizinverlag, Dr. Kolster Verlags-GmbH
Ifenpfad 2–4, 12107 Berlin

Korrespondenz:
info@kvm-verlag.de

www.kvm-medizinverlag.de

1. Auflage 2022

Projektleitung: Swantje Steinbrink, Berlin
Lektorat: Christian Weller, Berlin
Layout und Satz: Jana Gontscharuk, Berlin
Gesamtproduktion: KVM – Der Medizinverlag, Berlin
Druck: Druckhaus Sportflieger, Berlin

ISBN: 978-3-86867-602-0

Printed in Germany

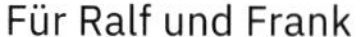

Für Ralf und Frank

INHALT

»Das wird schon wieder«

Einleitung

Frank, ein sportlicher junger Mann, war nur noch ein Schatten seiner selbst, so zusammengesunken, wie er auf seinem Stuhl saß. Sein vertrauter Humor hatte sich restlos verflüchtigt. Wie oft hatte ich in der Vergangenheit bei ihm Rat gesucht. Immer wieder hatte er mich überzeugt, dass die Dinge nicht so schlimm seien, wie sie zunächst schienen, dass sich letztlich alles zum Guten wenden würde. Sein Optimismus war ansteckend. Doch jetzt war sein banger Blick auf mich gerichtet, seinen kleinen Bruder. Was war passiert?

Zu dritt saßen wir in dem engen, schmucklosen Sprechzimmer seiner Urologin, dessen kleine Fenster den Straßenlärm nur unzureichend aussperrten. „Die Ergebnisse der Untersuchungen zeigen nichts Gutes, ganz so, wie ich es erwartet hatte“, sagte sie. „Wir müssen schnell mit einer Therapie beginnen, damit Sie die kommenden Monate und Jahre noch vernünftig leben können. Es gibt heute einige gut verträgliche Medikamente. Ich würde Ihnen nun gern die Einzelheiten der Therapie erläutern. Haben Sie im Moment schon Fragen?“

Mein Bruder antwortete der forschen Ärztin nicht. Er hatte in diesem Moment erfahren, dass er an einem bösartigen Tumor der Prostata litt, der bereits gestreut hatte. Eine Heilung war ausgeschlossen. Da Frank nicht in der Lage schien, etwas zu sagen, antwortete ich. „Dies sind keine guten Neuigkeiten", entgegnete ich ihr. „Wir möchten das erst einmal in Ruhe miteinander besprechen." Ich bat um einen kurzfristigen Folgetermin, um die mit Sicherheit aufkommenden Fragen und Details einer möglichen Therapie zu erörtern. Sie willigte ein. „Das wird schon wieder", sagte sie beim Hinausgehen zu meinem Bruder, der noch immer kein Wort von sich gegeben hatte.

Ich hielt es für richtig, das Arztgespräch zu beenden. Frank schien mit den Neuigkeiten vollkommen überfordert zu sein. Erklärungen und Erläuterungen zu einer möglichen Therapie wären bei ihm wohl gar nicht angekommen. Nach der Mitteilung der Diagnose war er schlicht nicht in der Lage, irgendetwas mit der Ärztin zu besprechen. Später hat er mir erzählt, er sei froh darüber gewesen, dass ich mich in das Gespräch eingeschaltet habe.

Als Angehöriger bin ich selten im Sprechzimmer eines Arztes gewesen. Meist habe ich selbst als Behandelnder auf der anderen Seite des Schreibtisches gesessen. Diese Situation, an der Seite meines schwer erkrankten Bruders, war für mich neu – und sie war viel schwieriger, als ich vermutet hatte. Zwar verfüge ich als Facharzt für Krebserkrankungen über das Wissen, um meinem Bruder seine Diagnose und Therapiemöglichkeiten zu erklären. Doch als Angehöriger war ich unsicher. Was will mein Bruder? Was ist ihm jetzt wichtig? Welche Erwartungen hat er an mich? Wie kann ich ihm konkret helfen?

Von der eigentlichen Diagnose wurde ich nicht wirklich überrascht. Frank hatte im Vorfeld mehrere Symptome beschrieben, die aus meiner Sicht auf ein ernstes Erkrankungsgeschehen hindeuteten. Trotzdem fühlte ich mich im ersten Moment überwältigt und auch hilflos. Im Nachhinein habe ich mir gesagt: Das ist normal. In einer solch schwierigen Situation, die keiner planen kann, ist es in Ordnung, sich zunächst zu orientieren und nicht sofort zu wissen, was genau zu tun ist. In der Position des begleitenden Bruders zu sein erschien mir viel schwieriger als in der mir vertrauten Rolle des behandelnden Arztes.

An der Seite meines kranken Bruders ist mir auf eine sehr persönliche Art bewusst geworden, dass das Mitteilen einer Diagnose, die das Leben so einschneidend verändert, eine gehörige Portion Empathie und Einfühlungsvermögen von ärztlicher Seite erfordert. Jedenfalls mehr, als er und ich gemeinsam erlebt hatten. In einer solchen Situation kommt jedoch auch den Angehörigen eine wichtige Rolle zu. Sie können einen wesentlichen Anteil daran haben, die Begegnung des Patienten mit dem Arzt zufriedenstellend und gut zu gestalten.

Aus mehr oder weniger heiterem Himmel erfährt man, dass man ein schwer kranker Mensch ist. Dabei muss es sich nicht immer um eine Krebsdiagnose handeln. Eine langsam voranschreitende rheumatische Erkrankung oder ein schwerer Schlaganfall sind nur einige andere Beispiele. Auch ein viel zu früh geborenes Kind verändert das Leben von Grund auf. Eine Flut an Gedanken, Gefühlen und Fragen ist die unausweichliche Folge. Plötzlich dreht sich anscheinend alles nur noch um die eigene Gesundheit. Je mehr man versucht, wieder Ordnung in das Chaos an Gefühlen und Gedanken zu bringen, desto mehr wird einem bewusst, dass es nicht nur die Sorge um den eigenen Körper ist, die einen schlecht schlafen und nicht zur Ruhe kommen lässt. Wie sage ich es der Familie, wird diese Verbindung halten oder stehe ich plötzlich alleine da? Wie lange kann ich noch arbeiten? Was wird nun aus den eigenen Träumen, den gemeinsamen Plänen? Was ist nun wirklich wichtig? In dieser Achterbahnfahrt wird einem bewusst, wie selbstverständlich man sein ganzes Leben auf einer guten Gesundheit aufgebaut hat. Und nun steht die Welt auf dem Kopf. Nichts ist mehr wie zuvor. So sieht es zumindest zunächst aus.

Eine echte Lebenskrise lässt sich nicht einfach durch gute Gespräche oder Gedanken in den Griff bekommen. Es beginnt ein Prozess, an dem viele Menschen beteiligt sind und der nur gelingt, wenn alle – Patientin oder Patient, Ärztin oder Arzt und Angehörige – emotional und sachlich ihr Bestes geben.

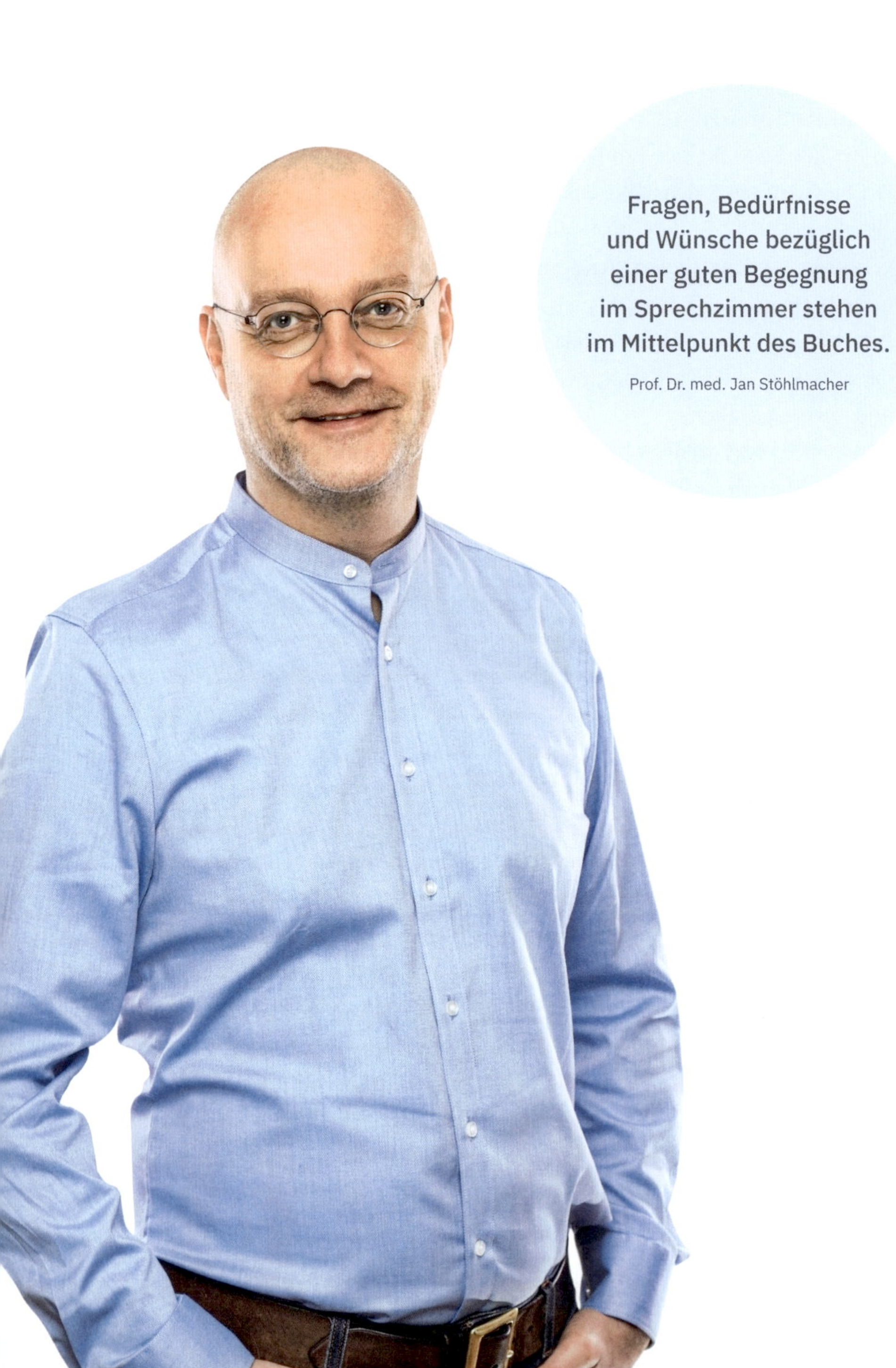

Fragen, Bedürfnisse und Wünsche bezüglich einer guten Begegnung im Sprechzimmer stehen im Mittelpunkt des Buches.

Prof. Dr. med. Jan Stöhlmacher

Dabei hat jeder seine eigene Rolle. Nach einer einschneidenden Diagnose muss jede und jeder nach den eigenen Maßstäben entscheiden, wie es weitergehen soll. Der Lebensentwurf muss überdacht, Dinge müssen neu geordnet werden. Das betrifft auch die Angehörigen. Deren Unterstützung ist in dieser Situation enorm wichtig und vielschichtig. Sie können den Patienten zur Seite stehen und in Gesprächen vermitteln, ähnlich wie ich es bei meinem Bruder getan habe. Bei den vielen Entscheidungen, die in einer solchen Lebensphase anstehen, können sie unterstützen, trösten und beschützen. Der Arzt schließlich kann fachlich kompetent und empathisch die medizinischen Prozesse koordinieren und den Patienten begleiten. Das Gespräch ist hierbei ein zentraler Baustein.

Aus der geschilderten persönlichen Erfahrung heraus entstand mein Bedürfnis, das Treffen zwischen Patienten, Angehörigen und Arzt besser zu verstehen. Welche Prozesse werden in Gang gesetzt? Was sind die Erwartungen der Beteiligten? Wann gelingt das Zusammenspiel und wo hakt es typischerweise? Was kann man verbessern? Ich habe angefangen, persönliche Erfahrungsberichte zu sammeln, und dabei ist mir klar geworden: Wir reden häufig aneinander vorbei. Wir Ärzte bemühen uns zu selten, die Erkrankungssituation mit den Augen der Betroffenen zu sehen.

Dieses Buch richtet sich allerdings nicht in erster Linie an meine Kollegen. Es ist für Patientinnen und Patienten geschrieben, die an einer chronischen oder schweren Erkrankung leiden, und für ihre Angehörigen. Ich möchte Sie ermuntern und Ihnen praktische Hinweise an die Hand geben, wie Sie das Gespräch mit Ihrem Arzt oder Ihrer Ärztin aktiv mitgestalten können. Denn Sie können viel einbringen; oft sind es die berühmten Kleinigkeiten, damit es ein partnerschaftliches Gespräch wird. Und nur dann wird es ein gutes Gespräch. Seien Sie mutig und werden Sie aktiv! Einen überarbeiteten oder gar überheblichen Arzt ohne Empathie werden Sie nicht ändern. Aber nach der Lektüre haben Sie ein klares Bild, wie ein Gespräch auf Augenhöhe aussehen sollte. Dies schließt auch das Wissen darüber ein, wann es, als letzte Konsequenz, angezeigt ist, sich einen anderen Arzt zu suchen.

Der Umgang mit schwerer, chronischer Krankheit ist mir gut vertraut, als Angehöriger und als Mediziner. Die Geschichten und Gedanken in diesem Buch basieren auf eigenen Erfahrungen und persönlichen Gesprächen mit Betroffenen in meinem Freundes- und Bekanntenkreis. Ich habe bewusst mit Menschen gesprochen, zu denen ich ein enges Vertrauensverhältnis habe, um zu erfahren, was sie in solchen Momenten wirklich bewegt hat. Ihre Fragen, Bedürfnisse und Wünsche bezüglich einer guten Begegnung im Sprechzimmer stehen im Mittelpunkt des Buches. Die einzelnen Kapitel widmen sich dabei Themen, die von Patienten und Angehörigen im Austausch mit Ärzten als besonders wichtig erachtet, aber von uns häufig als nebensächlich abgetan werden. Dazu zählen Fragen wie:

Sollte ich mich auf den Arztbesuch vorbereiten?

Was mache ich, wenn ich den Arzt nicht verstehe?

Wann bespreche ich am besten die Ergebnisse meiner Internetsuche oder ähnliche Erkrankungsbeispiele aus der eigenen Familie mit dem Arzt?

Was kann ich selbst beitragen, damit das Gespräch gelingt?

Wie beuge ich typischen Konflikten in der Dreiecksbeziehung Patient-Arzt-Angehöriger vor?

Wodurch unterstütze ich als Angehöriger meine Partnerin, mein Kind, meine Eltern oder meinen Freund am besten?

Ich hoffe, auf den folgenden Seiten kann ich Ihnen Einblicke geben und Aha-Erlebnisse vermitteln, die ich selbst im Lauf meiner Recherche gehabt habe. Ich werde versuchen, Ihnen ganz praktische Wege aufzuzeigen, damit Sie das Sprechzimmer Ihrer Ärztin beziehungsweise Ihres Arztes beim nächsten Mal zufriedener verlassen. Denn gute Gespräche im Arztzimmer sind ein wesentlicher Baustein der Bewältigung Ihrer Erkrankung beziehungsweise der Behandlung Ihres Angehörigen.

1

»Der Doktor macht das schon«

Ihre Beschwerden und der erste Arzttermin

Beim Blick in den Spiegel hab ich keine Auffälligkeiten gesehen. War es doch nur Einbildung? Ich habe mich seit Jahren problemlos mit dem kleinen Apparat rasiert. Nun blieb ich dabei immer wieder links unterm Kinn hängen. Habe ich meinen Hals befühlt, dann war da so eine kleine Verdickung, so groß wie eine Erbse vielleicht. Weh tat es nicht, ging aber auch nicht weg. Schließlich hat mich der kleine Knoten gestört und ich bin doch zum Arzt gegangen. Ist doch so: Wenn man nicht genau weiß, was los ist, geht man zum Arzt und lässt ihn machen. Er ist der Experte und sollte wissen, was zu tun ist."

So hat mir Michael, ein guter Freund, den Beginn seiner Odyssee erzählt. Sie kennen das sicher selbst: Irgendetwas stimmt nicht. Aber man will sich nicht anstellen und ist auch nicht begeistert von der Vorstellung, die Tagesplanung über den Haufen zu werfen und sich in ein Wartezimmer zu setzen. Sicher ist es nur eine Kleinigkeit. Kann ich selbst etwas dagegen tun? Irgendwann ist man doch beunruhigt: Vielleicht ist es etwas Schlimmes … Muss ich ins Krankenhaus? Im Vorfeld geistert einem alles Mögliche durch den

Kopf. In den Gedankensalat ein wenig Ordnung zu bringen, so eine Art roten Faden zu finden, wäre schön. Denn wenn Sie sich entschieden haben, einen Arzt aufzusuchen, ist eines klar: Gleich zu Beginn des Treffens müssen Sie die eigenen Beschwerden schildern.

Missempfindungen in Worte zu fassen ist aber nicht leicht. Der Arzt hat ein ganz eigenes Vokabular für körperliche Störungen. Und jeder Mensch hat seine Weise, den eigenen Zustand zu erleben und zu beschreiben. Möglicherweise empfinde ich Sodbrennen als unglaublich schmerzhaft und beeinträchtigend. Sie hingegen würden es nicht einmal erwähnen. Michael hat sich durch den kleinen Knoten, obwohl er nicht schmerzhaft war, verunsichert gefühlt und einen Arzt aufgesucht. In meiner Tätigkeit als Leiter einer Universitätsambulanz habe ich dagegen häufiger Patienten erlebt, die erst im letzten Moment, als die Beschwerden nicht mehr zu ertragen waren, in der Praxis auftauchten. Symptome werden individuell sehr unterschiedlich wahrgenommen.

Die weiteren Schritte der Behandlung hängen entscheidend davon ab, die Beschwerden richtig und vollständig zu erfassen. Ob Sie nun zum Arzt gehen, um einen kleinen Knoten am Hals abklären zu lassen, oder ob Sie mit massiven Schmerzen kommen. Beides sind gute Gründe. Nun meint Michael, der Arzt sei der Fachmann. Er kenne die nächsten Schritte. Aber so einfach ist das nicht. Wir reden hier ja nicht über einen Schnupfen oder einen gebrochenen Arm. Gerade bei Schmerzen oder diffusen Missempfindungen ist es für den medizinischen Experten gar nicht so einfach, Ihre Beschwerden richtig einzuordnen. Damit es gelingt, muss er sich ein klares und umfassendes Bild von der Persönlichkeit verschaffen, die vor ihm sitzt. Und hierbei können Sie ihm helfen. Versetzen Sie sich auch ein bisschen in die Perspektive des Arztes. Das, was Sie ihm erzählen, ist zunächst erst einmal alles, was er von Ihren Beschwerden kennt. Ein guter Mediziner wird aufgrund Ihrer Schilderungen gezielte Fragen stellen und auf diese Weise einer Diagnose näherkommen. Sich nur auf den angebotenen Stuhl zu setzen und zu hoffen, dass der Fachmann die „richtigen“ Fragen stellt, nämlich die, die Sie erwartet haben, ist allerdings eine riskante Strategie.

Wenn Sie aktiv mitmachen, ist es viel weniger wahrscheinlich, dass ein Teil der Symptome von ihm nicht erfragt wird und am Ende gar nicht auf den Tisch kommt. Gehen Sie hingegen mit der Vorstellung in die Sprechstunde, dass der Arzt Ihre Gedanken und Gefühle lesen und auch ohne Röntgenapparat in Ihren Körper hineinschauen kann, werden Sie bald das Gefühl haben, er verstehe sein Handwerk nicht, zum Beispiel weil er nicht exakt die erwarteten Fragen gestellt hat. Die Denkweise Ihres Arztes ist möglicherweise, ja sogar wahrscheinlich, eine ganz andere als Ihre. In seinen Augen mögen Dinge als wesentlich erscheinen, an die Sie überhaupt nicht gedacht haben, und umgekehrt. Wenn Sie ihm helfen, indem Sie die Beschwerden vollständig und so geordnet wie möglich vortragen, können Sie nicht enttäuscht werden, denn er wird Ihnen entsprechende Fragen stellen. Gibt es keine Enttäuschung, fassen Sie viel schneller Vertrauen, das Verhältnis wird sich entspannter und harmonischer entwickeln. Erzählen Sie daher möglichst genau, was mit Ihnen nicht stimmt und warum Sie gekommen sind. In der Regel wird der Arzt Sie zu Beginn des Gespräches mit einer offenen Frage hierzu einladen.

Ich würde nicht davon ausgehen, dass die Ärztin oder der Arzt alles für einen regelt. In dieser Hinsicht bin ich anderer Meinung als Michael. Mit gezielter Vorbereitung habe ich gute Erfahrungen gemacht. Die Beschwerden und eventuellen Fragen einfach auf einem Zettel zu notieren hat sich hierbei bewährt. Stichpunkte reichen meist aus. Das hat mehrere Vorteile. Sie vergessen auf diese Weise nichts von dem, was Sie sagen und fragen wollten. Sollten Sie im Sprechzimmer dann doch aufgeregt sein, gibt Ihnen der kleine Zettel Sicherheit. Und wenn Sie gut vorbereitet sind, hilft das Ihrem Gegenüber. Nicht nur, weil sie oder er zügig vorankommt.

Gehen Sie mit Beschwerden das erste Mal zu Ihrer Ärztin, sind aus meiner Sicht folgende Dinge wichtig: Wo und wann treten die Beschwerden auf?

Wann erstmalig? Wie ist der Charakter (zunehmend, abnehmend, wellenförmig etc.)? Werden sie durch irgendetwas ausgelöst oder gab es ein spezifisches Ereignis, wonach die Beschwerden erstmals auftraten? Wodurch werden sie gegebenenfalls besser oder schlechter? Treten Begleiterscheinungen auf (Übelkeit, Durchfall, Fieber, Schmerzen usw.)? Haben Sie bereits etwas dagegen unternommen? Wenn ja, in welcher Form (eigene Behandlung, anderen Arzt konsultiert etc.)? Was ist dabei herausgekommen? Eindeutig hilfreich ist es, sich auf die Schilderung der tatsächlichen Beschwerden zu beschränken. Präzise und vollständig. Sie erleichtern Ihrer Ärztin hierdurch das Zuhören. Zügig entsteht ein klares Bild Ihrer Beschwerden. Der kleine Zettel unterstützt Sie dabei. Vergessen Sie nicht, auch alle aktuellen eingenommenen Medikamente aufzulisten. Dazu zählen Naturkräuter ebenso wie frei verkäufliche Präparate aus der Apotheke oder Teesorten, insbesondere solche, die Sie in letzter Zeit neu ausprobiert haben.

Unterschätzen Sie deren Wirkung nicht! Vanessa, eine gute Freundin, rief mich an, weil sie einen Druck unten dem Rippenbogen spürte, für den sie keine Erklärung finden konnte. Ich nahm ihren Anruf ernst, da mir die alleinerziehende Mutter nicht als zimperlich bekannt war. Sie suchte nur dann Rat, wenn es wirklich nicht mehr anders ging. Bei der körperlichen Untersuchung zeigte sich eine deutlich vergrößerte Leber. Da dies viele Ursachen – eher harmlose und sehr ernste – haben konnte, riet ich zu einer Laboranalyse und einem Ultraschall des Oberbauches. Deren Befunde deuteten auf eine massive Entzündung der Leber und waren so besorgniserregend, dass Vanessa stationär aufgenommen wurde. Es ließ sich weder eine Virusinfektion der Leber noch eine andere Erkrankung nachweisen. Neue Medikamente hatte sie auch nicht eingenommen. Der Grund für die Leberschwellung blieb unklar. Erst nach Tagen mit umfangreicher Diagnostik und mehreren Gesprächen stellte sich heraus, dass die Ursache der Leberschädigung der übermäßige Genuss von Schöllkrauttee war. Den hatte Vanessa nach Auftreten von Krämpfen im Oberbauch getrunken. Aber offensichtlich viel zu viel. Erfreulicherweise klangen die Beschwerden nach einigen weiteren Tagen Schonung folgenlos ab. Deshalb mein Rat: Geben Sie Ihrer Ärztin eine vollständige Liste inklusive „alternativer“ Produkte wie Tees, Pilze, Algen, Tinkturen und aller sonstigen Dinge, die Sie einnehmen, auch wenn sie Ihnen noch so unwichtig erscheinen. Zum einen ersparen Sie sich möglicherweise unnötige Untersuchungen, zum anderen vermeiden Sie, dass Ihnen eine Arznei verordnet wird, die sich mit dem, was Sie sonst noch einnehmen, nicht verträgt.

Wenn Sie glauben, dass bei einem gewöhnlichen Arztbesuch nach den Schilderungen der Patienten und den anschließenden Fragen der Ärzte in der Regel alle Informationen auf dem Tisch liegen – dann irren Sie sich leider. Die aktuellsten Daten hierzu stammen aus einer breit angelegten Onlinebefragung, die zusammen von mehreren amerikanischen Universitäten durchgeführt wurde. Dr. Levy und ihre Kolleginnen werteten die Gespräche Tausender Patienten mit ihren Ärzten aus und konnten zeigen, dass die Mehrzahl (ca. 70 Prozent) dem Arzt entweder wichtige Dinge vorenthält oder die eine oder andere Frage nicht wahrheitsgemäß beantwortet. Vor allem, wenn die Patienten die Erklärungen des Arztes nicht verstanden hatten oder wenn sie mit einer Empfehlung bzw. Entscheidung nicht einverstanden waren, wurde nichts gesagt und nicht nachgefragt.

Für den Behandelnden ist es in so einem Fall nahezu unmöglich, zu erkennen, dass etwas nicht stimmt. Denn das Gebot, ehrlich und offen zu sein – und das gilt nicht nur für die Patienten-, sondern auch für die Arztseite –, hat einen ganz praktischen Grund: Die Entwicklung des gemeinsamen Behandlungsplanes beruht darauf. Dieser Plan ist ein wesentlicher Schritt für die Therapie, aber auch für das vertrauensvolle Miteinander. In der Regel wird Ihnen Ihre Ärztin die wesentlichen Bestandteile eines solchen Plans vorschlagen, beispielsweise die Art und Dauer der Therapie. Sie ist die fachliche Expertin. Ihr Wissen und ihre Fähigkeiten sind der Grund, warum Sie sie aufgesucht haben. Ein tragfähiger Plan kommt nur zustande, wenn er gemeinsam entwickelt wird. Dazu gehört, dass Sie als Patient Ihre Meinung, Bedenken und

Wünsche äußern, aber eben auch Ihre Beschwerden offen und vollständig zu schildern. Die Ärztin sollte Ihre Fragen beantworten und Zweifel ausräumen. Das schließt auch Erläuterungen ein, weshalb ihr eine bestimmte Vorgehensweise geeigneter erscheint als eine andere. Im idealen Fall wird sich dann ein Kompromiss finden lassen.

Ist es nicht verständlich, dass man zum Beispiel unangenehme Dinge lieber nicht erzählt? Ja, aber die hohe Anzahl hat mich doch überrascht. Stellen Sie sich vor, der Vermieter Ihrer neuen Wohnung verheimlicht, dass sich hinter der Badewanne Schimmel befindet. Der Ärger wäre vorprogrammiert. Wenn Sie sich im Sprechzimmer für eine offene Herangehensweise entscheiden, bleiben Ihnen zusätzliche Untersuchungen, vergeudete Zeit und Ärger erspart. Das mag sich vernünftig anhören, werden Sie denken, aber die Patienten in der Onlinebefragung hatten für ihr Flunkern doch Gründe. Auf Platz eins: Sie möchten vom Arzt nicht verurteilt oder belehrt werden. Das kann ich gut verstehen. Ich erwarte als Patient auch ein Gespräch auf Augenhöhe.

Ähnliche Ergebnisse ergab eine vor wenigen Jahren von der GfK, dem größten deutschen Marktforschungsunternehmen, durchgeführte Umfrage, wonach zwei Drittel der Befragten als Grund für einen Arztwechsel angaben, dass sie sich „von oben herab behandelt" gefühlt hätten. Zweifellos trägt der Arzt die Hauptverantwortung dafür, dass Sie einander auf Augenhöhe begegnen und sich unterhalten können. Voraussetzung für das Entstehen eines partnerschaftlichen Gespräches ist aber auch Ihre wahrheitsgemäße und selbstbestimmte Darstellung. Schildern Sie die Dinge offen und ehrlich, kann er seine Entscheidungen aufgrund richtiger und vollständiger Angaben fällen. Und Sie müssen sich später nicht vorwerfen, dass eine Behandlung in eine Sackgasse geraten ist, bloß weil Sie Symptome nicht ganz oder nicht richtig erzählt haben. Für Ihre Offenheit dürfen Sie Respekt und Wertschätzung erwarten.

Weitere Gründe, die Patienten angaben, warum sie nicht die ganze Wahrheit erzählt hatten: Sie wollten nicht hören, dass ein bestimmtes Verhalten ungesund ist. Es steht ja nun auf jeder Zigarettenpackung, dass Rauchen schädlich ist. Das will man sich vom Arzt ebenso wenig anhören wie die Ermahnung, dass es einfach nicht gut ist, jeden Tag Alkohol zu trinken. Anderen Teilnehmern der Befragung wäre es unangenehm gewesen zuzugeben, dass sie Empfehlungen, zum Beispiel zu Ernährung oder Sport, nicht umgesetzt hatten. Also haben Sie die Details weggelassen oder dem Arzt gegenüber nicht wahrheitsgemäß geantwortet.

Wenn Sie ehrlich sind – kommt Ihnen das bekannt vor? Irgendwie führt an der Erkenntnis kein Weg vorbei: Ein Arztbesuch aufgrund einer gesundheitlichen Krise findet außerhalb der eigenen Komfortzone statt und er geht ans Eingemachte. In dieser Situation ist es natürlich wichtig, wie vertrauensvoll Ihr Gegenüber wirkt. Über Ihren Schatten springen müssen Sie aber auf jeden Fall. Die ärztlichen Entscheidungen können nur auf den Informationen basieren, die Sie zur Verfügung stellen. Denken Sie an Ihre neue Wohnung. Hätten Sie gewusst, dass das Bad von Schimmel befallen ist, wären Sie nicht eingezogen, sondern hätten erst einmal auf der Beseitigung bestanden.

Erlauben Sie Ihrer Ärztin, am Anfang einen eigenen Eindruck ausschließlich aufgrund Ihrer Beschwerden zu gewinnen. Zweifellos haben Sie sich eigene Gedanken gemacht, bevor Sie in die Praxis gekommen sind, vor allem bei besorgniserregenden Symptomen. Bestimmt haben Sie das Internet, Erfahrungsberichte von Bekannten und Verwandten oder andere Quellen zu Rate gezogen. Wenn Sie jetzt aber Ihrer Ärztin gegenübersitzen, lassen Sie Ihre Vermutungen besser erst einmal in der Warteschleife. Wenn diese sich aufgrund einer sachlichen Darstellung ein Bild gemacht hat, können Sie immer noch über Ihre Befürchtungen sprechen. Die Fachfrau kann Ihnen dann auch viel klarer antworten und verschiedene Deutungen bewerten.

Stellen Sie sich vor: Über ein Inserat haben Sie endlich eine Wohnung gefunden, die Ihren Vorstellungen entsprechen könnte. Bei der zügig vereinbarten Besichtigung sind Sie dann mit der Einrichtung des Vormieters konfrontiert, der noch beim Auszug ist. Alles steht voll. Wie wollen Sie inmitten dieser fremden Wohnentscheidungen beurteilen, welche Möglichkeiten die Wohnung Ihnen bietet? Mir wäre eine besenreine Wohnung lieber. Es wäre viel einfacher, die einzelnen Räume auszumessen. Ich könnte mir besser vorstellen, ob mir der Zuschnitt der Zimmer zusagt, genauer beurteilen, ob die Wände ausgebessert werden müssen. Für mich als Arzt ist ein möglichst klares, unverfälschtes Bild Ihrer Beschwerden die beste Arbeitsgrundlage. Eigene Überlegungen zur möglichen Erkrankung oder Therapie lassen sich zu einem späteren Zeitpunkt besser diskutieren, beispielsweise wenn ich Sie mit einer Verdachtsdiagnose konfrontiere. Deckt sich meine Vermutung nicht mit Ihren Recherchen, ist nun ein guter Moment, um ins Gespräch zu kommen.

Wollen Sie zu diesem ersten Besuch allein gehen? Das ist eine Frage, die Sie gut überlegen sollten. Einige Vorteile, den Arzttermin mit Begleitung wahrzunehmen, liegen auf der Hand. Die Wahrscheinlichkeit, etwas Wesentliches zu vergessen, sinkt, da jemand da ist, der Sie erinnern und unterstützen kann. Und: Was die Ärztin oder der Arzt sagt, wird von mehreren Personen aufgenommen. Gerade wenn Sie aufgeregt sind, kann es hilfreich sein, dass noch jemand zuhört. Wie bereits in den einleitenden Worten zu diesem Buch erwähnt, war es für meinen Bruder sehr beruhigend, dass ich bei seinem Gespräch dabei war. Auf diese Weise gingen nicht nur weniger Informationen verloren, weil wir zwei Leute waren, die zuhörten. Wir konnten uns im Nachgang auch über das Gehörte austauschen und Widersprüche aufklären. Ein weiterer Vorteil war, dass ich einspringen konnte, als ich den Eindruck hatte, dass Frank dem Gespräch nicht mehr gewachsen war. Diese halbe Stunde als Angehöriger im Sprechzimmer war für mich, wie gesagt, eine wirklich wichtige Erfahrung.

Rückblickend muss ich allerdings zugeben, dass ich nicht gut vorbereitet war. Im Unterschied zu vielen anderen Angehörigen hatte ich mich aufgrund meines Fachwissens auf die Diagnose bereits einstellen können. Anders als es Ihnen oder Ihrer Begleitung möglicherweise ergeht, bin ich nicht „aus allen

Wolken“ gefallen. Aber wie mein Bruder reagieren würde, wenn es wirklich eine schlimme Nachricht gäbe, darüber hatte ich nicht genug nachgedacht. Auf die Möglichkeiten und Herausforderungen für die Begleiter werde ich später ausführlich zurückkommen. Drei Aspekte scheinen mir aber bereits für den ersten Besuch wichtig.

Zunächst einmal: Versuchen Sie, sich auf eine weitere Person zu beschränken. Ihre Ärztin muss ihre Aufmerksamkeit auf alle anwesenden Personen aufteilen. Sie werden im Mittelpunkt stehen, aber Ihr Gegenüber kann Ihre Begleitung nicht ignorieren. Außerdem ist es gut, sich im Vorfeld Gedanken über Ihre Beziehung zu machen: Wie ist das Verhältnis zwischen Ihnen und der Begleitperson, die Sie mit in die Sprechstunde nehmen wollen? Manchmal ist eine Freundin geeigneter als der Partner. Das kann verschiedene Gründe haben. Vielleicht wollen Sie Ihren Partner nicht unnötig beunruhigen oder Sie erinnern sich, dass Ihre Freundin schon einmal ein ähnliches Problem hatte, und Sie daher sehr gut verstehen wird. Wichtig ist, dass Sie der mitgebrachten Person vertrauen und sich ihrer Unterstützung sicher sind. Wenn Schuldgefühle oder Spannungen das Verhältnis belasten, sollten Sie genau abwägen und im Zweifel lieber allein ins Sprechzimmer gehen.

Schließlich ein dritter Punkt, an den Sie in der Aufregung vielleicht nicht denken: Sie haben sich für jemanden entschieden. Aber Sie haben ein Geheimnis, das Ihre Begleitung nicht erfahren soll, Ihre Ärztin aber erfahren muss. Dies könnte eine Erkrankung sein, die Sie bisher für sich behalten haben, ein früherer Schwangerschaftsabbruch, eine komplizierte familiäre Situation oder die Tatsache, dass Sie schon seit Jahren täglich mehrere Gläser Wein trinken. In einem solchen Fall können Sie das Gespräch mit Ihrer Ärztin erst einmal allein führen und die Begleitung später dazu bitten. Signalisieren Sie der Ärztin klar, dass die geteilten Informationen nur für diese bestimmt sind. Sie wird sich daran halten. So können Sie entspannter in das Gespräch gehen, denn Ihre Ärztin wird Sie nicht in Anwesenheit Ihrer Begleitung zum Beispiel durch eine Frage zu Ihren Trinkgewohnheiten in Verlegenheit bringen.

Sie sind also von dieser Seite vor unangenehmen Überraschungen gefeit und können sich voll auf den Inhalt des Gespräches konzentrieren.

Und wie ging es bei Michael weiter, der so felsenfest überzeugt war, dass der Doktor es schon richten würde? Er erzählt: „Nach der Untersuchung meines Halses meinte der Arzt, dass es sich am ehesten um eine Muskelverhärtung handelt, und hat mich zur Physiotherapie geschickt. Dass es sich für mich eigenartig anfühlte, habe ich ihm nicht gesagt. Er hat auch nichts weiter gefragt. Der Therapeutin kam die Stelle ungewöhnlich vor. Und ich habe mich auch nach der Behandlung nicht wieder hundertprozentig fit gefühlt. Aber eine Muskelverhärtung ist ja keine schlimme Sache, also habe ich zunächst nichts weiter unternommen. Starke Beschwerden hatte ich nicht. Den Arzt habe ich wie einen Mechaniker fürs Auto gesehen. Die Probleme meines Autos diagnostiziere ich auch nicht selbst, sondern bringe es in die Kfz-Werkstatt."

Bei dieser Einstellung gab es für Michael offenbar keinen Grund, seinen Arzt mit der Einschätzung der Physiotherapeutin zu konfrontieren – und vor allem mit der Tatsache, dass er sich weiterhin nicht vollkommen gesund fühlte. Sie ahnen es sicher schon, dass die Geschichte einen ungünstigen Verlauf nahm, da es sich leider nicht um eine Muskelverhärtung handelte. Wie es mit Michaels Geschichte weiterging, erfahren Sie im vierten Kapitel „Die Herausforderung annehmen". Aus meiner Sicht wäre es notwendig gewesen, dem Arzt gegenüber die fortbestehenden Beschwerden zu erwähnen, damit er weiter nach der Ursache sucht. Wenn Sie keine Probleme äußern, wird er annehmen, es gebe keine. Gleichzeitig ist Michaels Verhalten auch nachvollziehbar: Irgendetwas stimmt nicht; aber man will sich ja nicht anstellen ... Womit wir wieder beim Anfang dieses Kapitels wären.

2

»Das habe ich mir aber anders vorgestellt«

Was Patienten und Ärzte voneinander erwarten

Die Herzoperation sei unumgänglich und dulde keinen längeren Aufschub. Wenn er, Albert, keinen Infarkt riskieren wolle, müssten die Herzkranzgefäße überbrückt werden. Das Lumen dieser nur wenige Millimeter weiten Adern sei an einigen Stellen schon bedrohlich eingeengt. Albert glaubte ja, was seine Kardiologin ihm erzählte, und wollte diese ungeliebte Operation auch machen lassen, aber im Moment passte es ihm gerade so gar nicht. Es war Mitte November, und die Arbeit im Blumengeschäft, seinem Lebenstraum, steuerte wie immer um diese Zeit auf den Höhepunkt des Jahres zu. Adventskränze mussten gebunden, Weihnachtdekorationen in Geschäften und Hotels arrangiert und die zahlreichen Bestellungen im Laden abgearbeitet werden. Zwischen Rechnungen, Kundenfragen, Lieferterminen und Personalsorgen den Durchblick zu behalten forderte jetzt seine ganze Aufmerksamkeit. Diese unsägliche Operation musste erst einmal warten.

Doch am Vorabend des ersten Advents spürte Albert plötzlich ein so starkes Brennen hinter seinem Brustbein, wie er es noch nie erlebt hatte. Das Atmen fiel ihm schwer, und auch das Notfallspray brachte keine Linderung.

An diesem Abend wurde ihm klar, dass er mit der Operation nicht länger warten konnte. Er musste in die Klinik. Wenige Tage später hatte er den Eingriff am offenen Herzen überstanden. Nun sollte er noch einige Zeit zur Kontrolle auf der Überwachungsstation bleiben, aber beim Ziehen der Fäden gab es Komplikationen. Er berichtet:

„Der Arzt war direkt über mich gebeugt, als er die Fäden zog und auf einmal meinte: ‚Was machen Sie denn bloß? Was machen Sie denn?', und nach seinen Kollegen rief. Plötzlich standen ganz viele Leute um mein Bett herum, redeten und guckten, und es wurden immer mehr Geräte ins Zimmer geschoben. Irgendetwas war nicht in Ordnung, und ich bekam totale Angst. Nach endlos langen Minuten waren auf einmal alle wieder verschwunden, aber ich war völlig aufgewühlt und verunsichert. Dann kam der Arzt noch einmal zu mir und sagte, dass ich am nächsten Tag auf eine normale Station verlegt würde. Ich habe das überhaupt nicht verstanden. Ich wollte mit ihm reden und ihm sagen, wie ich mich fühle. Aber er meinte nur, es sei vorhin nichts Schlimmes gewesen und ich solle das nicht überbewerten. Nichts Schlimmes? Plötzlich stehen unzählige Weißkittel um mich herum, ich bekomme mehrere Spritzen, die Leute reden durcheinander und laufen hektisch hin und her. Nichts Schlimmes? Das zu behaupten war eine Frechheit. Es mag ja sein, dass die Situation, von der ich bis heute nicht weiß, was eigentlich los gewesen ist, schnell wieder unter Kontrolle war. Aber ich hatte Panik. Und jetzt sollte ich noch auf eine Station verlegt werden, wo es keine vernünftige Überwachung gab. Das hat meine Angst natürlich noch verstärkt. Ich habe mich mit dem Arzt gestritten und fing dabei auch an zu heulen, so fertig war ich. Der hatte keinerlei Einfühlungsvermögen und hat mich durch seine Aktionen immer weiter verunsichert. Er hat sich weder erklärt noch entschuldigt. Das war völlig daneben."

Noch im Interview, das ich über ein Jahr später mit Albert führte, war er aufgebracht, als wir auf dieses Thema zu sprechen kamen. Er hatte sich mithilfe seiner Kardiologin am nächsten Tag in eine andere Klinik verlegen lassen. Mit diesem Arzt wollte er nichts mehr zu tun haben. Dessen Unfähigkeit, ein offenbar vorhandenes medizinisches Problem und sein Handeln zu erklären, Albert in seine Überlegungen und Entscheidungen mit einzubeziehen, ließ die erfolgreiche Operation für ihn völlig in den Hintergrund treten. Vielleicht fehlte dem Arzt auch der Wille, offen und ehrlich mit ihm zu reden. Im Gedächtnis geblieben ist Albert eine Person ohne Einfühlungsvermögen und soziale Kompetenz. Seine Reaktion, sich in ein anderes Krankenhaus verlegen zu lassen, kann ich verstehen.

Albert hatte seine Bedenken und Wünsche klar geäußert. Er wollte wissen, ob es Grund zur Sorge gab oder ob alles auf dem richtigen Weg war. Er wollte vermeiden, dass sich bei ihm falsche Vorstellungen und Befürchtungen verfestigen, die ihn vielleicht bei seiner Krankheitsbewältigung stören würden. Ein solches Nachfragen ist für jede Patientin und jeden Patienten wichtig, damit der Arzt die Chance erhält, sich zu äußern, Ihre Gedanken zu bestätigen oder zu entkräften. Alberts Chirurg hat das nicht erkannt und dadurch die Chance für ein besseres Verhältnis zu seinem Patienten verstreichen lassen. Der Weg, den Albert beschritten hatte, ist aber genau der richtige: Trauen Sie sich, Bedenken und Wünsche zu äußern. Eine gute Ärztin, einen guten Arzt werden Sie daran erkennen, dass diese Ihre Überlegungen aufgreifen.

Ein Angebot, über das, was gerade passiert war, zu sprechen, auch wenn es aus Zeitgründen in dem Moment vielleicht nur kurz sein konnte, wäre für Albert eine große Hilfe gewesen. Er hätte loswerden können, was ihm durch den Kopf ging und ihn verunsicherte. In einer für Albert hör- und sichtbaren Form aufzugreifen, was ihn offensichtlich bewegte, wäre notwendig und – wie ich finde – für den Arzt auch nicht wirklich schwierig gewesen. Es muss ja nicht gleich ein perfektes Gespräch sein. Wenn die Zeit gerade knapp ist, kann man sich für später verabreden. Möglicherweise hätte schon eine kleine Geste ausgereicht, um die Situation zu beruhigen und für Albert erträglicher zu machen. Ein lautloses Nicken erzeugt Verständnis, signalisiert Zustimmung und vermittelt das Gefühl, dass einem ernsthaft zugehört und man als eigenständige Persönlichkeit wahrgenommen wird. Nichts davon war bei diesem Herzchirurgen erkennbar. So konnte Albert sich nicht ernst genommen fühlen und war darüber zu Recht verärgert. Das grundsätzliche Bedürfnis aller Patienten – nämlich wahr- und ernst genommen zu werden – wurde enttäuscht. Von einem Fundament für eine gute Beziehung auf Augenhöhe konnte keine Rede sein.

Genau dieses Gefühl ist es aber, das Patienten betonen, wenn sie ihre Erwartungen an ein Gespräch mit einer Ärztin oder einem Arzt benennen sollen. Eine explorative Studie der Universität Hannover zu diesem Thema, in der Menschen befragt wurden, die sich aufgrund ihrer Herkunft, ihres Alters und Berufes unterschieden, stellte fest, dass ernst genommen zu werden der wichtigste Punkt im Kontakt mit dem Arzt ist. In Interviews wurden vom Team um Professor Lothar Schäffner Einschätzungen zum Gelingen oder Misslingen eines Arztbesuches und deren Gründe genauso erfragt wie Dinge, die den Patienten gefielen beziehungsweise nicht gefielen, und was der Arzt aus ihrer Sicht verbessern müsste und warum. Egal, ob Sie eine Managerin, einen Installateur, eine Studentin oder einen Pfarrer fragen: Jede und jeder will vor allem als Person wahr- und ernst genommen werden.

Aber was bedeutet ernst genommen zu werden nun eigentlich? Würden Sie sich durch die gleichen Gesten und Worte wertgeschätzt fühlen wie ich? Vielleicht denken Sie jetzt, wie gut es wäre, wenn Ihre Ärztin sich einmal ausreichend Zeit nähme und Sie außerdem ausreden ließe. Oder dass Sie nicht stundenlang warten müssten, obwohl Sie einen Termin haben. Die Frage, ob wir ernst genommen werden, stellt sich unweigerlich, sobald wir in Kontakt mit einem anderen Menschen treten. Für die meisten von uns geht das schon morgens los. Sie bekommen beim Aufwachen von Ihrem Partner ein liebevolles Lächeln geschenkt, während er verspricht, gleich mit einem heißen Espresso zurück zu sein. Wahnsinn – und das am frühen Morgen, denken Sie, als Ihnen das köstliche Aroma des Kaffees in die Nase steigt und das Koffein beginnt, die Müdigkeit zu vertreiben. Vergessen sind in diesem Moment die vielen Male, in denen derselbe Partner wortlos aus dem Bett klettert und sich, ohne Sie eines Blickes zu würdigen, ins Bad verzieht.

In den alltäglichen zwischenmenschlichen Begegnungen spüren wir es alle: Zuwendung hebt unsere Stimmung. Nicht wahrgenommen oder bewusst ignoriert zu werden, macht dagegen schlechtgelaunt oder traurig. Dieses grundsätzliche Gefühl ist beim Besuch in der Arztpraxis oder im Krankenhaus nicht einfach verschwunden, doch ist das Gespräch zwischen Patient und Arzt keine alltägliche Begegnung. Die Partner erscheinen von Beginn an ungleich und in einer einseitigen Abhängigkeit. Sie gehen zum Arzt, um etwas zu erhalten, was Ihnen hoffentlich hilft und dieser hoffentlich geben kann. Er verfügt über das Wissen und die Fertigkeiten, aufgrund derer er eine Idee für die Ursache und die Beseitigung Ihrer Beschwerden entwickelt. „Ja, es ist genauso, als wenn ich mein Auto zum Kfz-Mechaniker bringe, weil irgendetwas mit der Kupplung nicht stimmt, damit er es wieder repariert", würde Michael jetzt beipflichten. „Von technischen Dingen habe ich wenig Ahnung, der Autoschlosser kennt sich damit aber sehr gut aus, weil er den ganzen Tag Autos repariert, also ist er der richtige Mann für diesen Job."

Haben Sie mal gesehen, wie dieser „Kfz-Doktor" zu seiner Diagnose kommt? Der Experte, er wird inzwischen auch Kfz-Mechatroniker genannt, verbindet das Auto einfach über eine sogenannte OBD-Schnittstelle mit einem Computer, wobei OBD für On-Board-Diagnose steht, und bekommt so die relevante Fehlermeldung, die ernsthaft Fahrzeugdiagnose heißt, angezeigt. Sie ahnen schon: Michaels Vergleich zwischen Arzt und Kfz-Mechaniker hinkt. Unser Körper ist kein Ding, so wie ein Auto. Er verfügt weder über eine Computerschnittstelle zum Auslesen aktueller Fehlfunktionen noch sind die Körper von zwei Leuten wirklich völlig gleich. Und auch auf die Gefahr hin, dass mir Auto-Enthusiasten widersprechen, bin ich überzeugt, dass millionenfach produzierte identische Fahrzeuge weder eine Seele noch ein Bewusstsein haben. Ein Umstand, der die Körperwahrnehmung und damit die Ausprägung der Beschwerden bei uns Menschen hingegen maßgeblich beeinflusst.

Da Ihrer Ärztin naturgemäß keine vergleichbaren technischen Hilfen zur Verfügung stehen wie einem Kfz-Mechatroniker, ist sie umso mehr auf Ihre Mitarbeit angewiesen. Sie wird nur dann erfolgreich sein und die Beschwerden lindern oder beheben können, wenn sie sich auf Sie einlässt, offen, aufmerksam und ermutigend ist, und es ihr so gelingt, Ihre Mitwirkung am Heilungsprozess zu fördern. Sie wünscht sich Ihre Mitarbeit. Dieser Gedanke würde dem Chef der Autowerkstatt eher nicht kommen. Je besser Ihre Ärztin es versteht, Ihnen dieses Angebot zu unterbreiten, desto mehr werden Sie wahrscheinlich gewillt sein beizusteuern. Aus meiner Sicht ist es gut, ja notwendig, dass Sie sich auf diese Zusammenarbeit einlassen. Allein bekommt Ihre Ärztin das in der Regel nicht hin. Deshalb braucht sie auch eine gute Selbstbeobachtung auf Ihrer Seite. Damit meine ich nicht, sich ständig zu analysieren und verängstigt hinter jedem Pickel eine beginnende Katastrophe zu vermuten. Gemeint ist damit, Veränderungen, die sich im Inneren oder äußerlich sichtbar abspielen, auch wahrzunehmen.

In der nicht alltäglichen Begegnung zwischen Patient und Arzt bedeutet Ernstnehmen für mich als Fachmann, Sie nicht auf aktuelle Beschwerden oder eine Krankheit zu reduzieren. Sie geben mir ja einen Vertrauensvorschuss. Wohl weil ich Medizin studiert und, hoffentlich, ausreichend Fachwissen und Erfahrung habe, um die Ursache Ihres aktuellen Problems zu erkennen und eine Lösung zu finden. Inmitten modernster Formen der Bildgebung, schnellerer Laboranalysen und immer gezielter fahndender genetischer Tests bleibt die Erfahrung das zentrale Element. Nicht alles ist schwarz oder weiß im medizinischen Alltag, es gibt viele Grautöne. Durch dieses Grau gelangt man sicherer mit ein bisschen Erfahrung, so wie man die Piste im Skiurlaub beim zweiten oder dritten Mal schon besser herunterkommt. An einem strahlenden Wintermorgen gleiten Sie fast wie von selbst bis ins Tal. Ist die Bahn am nächsten Tag vereist oder voller Nebelschwaden, wird es schwieriger und Sie sind froh, dass Sie die Hügel und Kurven schon kennen.

Patienten suchen Ärzte oft wegen ähnlicher Symptome auf, aber mal haben sie Vorerkrankungen und mal nicht, mal nehmen sie Tabletten und mal nicht. Sie sind alle verschieden und sie sind alle einzigartig. Ich muss bereit sein, mich jedes Mal neu einzustellen und ganz von vorne anzufangen. Da leitet die Erfahrung meine Handlungen. Denn was ich schon einmal gehört, gesehen, getastet habe, das kann ich wiedererkennen und mich an die Schritte erinnern, die zum Erfolg geführt haben. Ganz grundsätzlich erwarten Sie von mir medizinische Kompetenz und gute Diagnosefähigkeiten. Das schließt auch ein, dass ich weiß, wann meine Grenzen erreicht sind und ich Sie lieber weiter überweise, am besten gezielt in einem gut abgestimmten Netzwerk von Kolleginnen und Kollegen.

Ich mag das Schild „Bitte nicht stören" an meiner Sprechzimmertür. Eine zusätzliche Hürde, damit andere Patienten, Pfleger oder, besonders gern, Kollegen nach kurzem Klopfen nicht plötzlich mitten in Ihrer Intimsphäre landen. Neben nicht durchgestellten Anrufen und einem datenschutztauglichen Empfangsbereich gelingt es so, das von Ihnen exklusiv gewährte Recht zu wahren, welches mir Einblicke in Ihr körperliches und seelisches Innenleben erlaubt. Auch wenn Sie ohne dieses Zugeständnis im ärztlichen Sprechzimmer nicht auskommen werden, so ist es für mich dennoch ein Privileg. Das weiß ich. Und damit sollte ich besser verantwortlich umgehen. Sie als ganzheitliche Persönlichkeit wahrzunehmen erscheint mir da ein guter erster Schritt.

Sie nicht auf Symptome zu reduzieren erfordert von meiner Seite erst einmal, Sie ein wenig kennenzulernen. Dabei sind Sie mir mit der schon beschriebenen Vorbereitung auf den Besuch im Sprechzimmer eine große Hilfe. Da wir so leichter ins Gespräch kommen, brauche ich mich nicht nur auf meine Beobachtungen zu verlassen. Letztlich muss ich, ob durch Fragen oder Blicke, nicht nur das eigentliche Problem erfassen, sondern versuchen herauszufinden und zu verstehen, wie sehr Sie sich von den Beschwerden oder der Erkrankung eingeschränkt und betroffen fühlen und welche Ressourcen

Sie zur Verfügung haben, um mit der neuen Situation umzugehen. Das ist für den Heilungsprozess wichtig.

Letztes Jahr im Sommer versuchte ich unserem Rasensprenger auszuweichen, weil ich trotz der Hitze nun mal nicht nass werden wollte. Mein Spurtversuch endete damit, dass ich auf der Nase lag und mir dabei irgendwie das Knie verdreht habe. Die Dusche war dann natürlich inklusive. Nichts Schlimmes dachte ich, aber beim Gehen hatte ich Schmerzen, und sie hörten nicht auf. Nach einiger Überwindung bin ich dann doch zum Arzt gehumpelt – das tue ich nämlich selbst auch nicht gern – und habe das Knie untersuchen lassen. „Das vordere Kreuzband ist gezerrt, nichts Schlimmes", bekam ich zu hören. Hätte der Kollege mich besser gekannt oder sich die Zeit für ein kleines Gespräch über den Kniebefund hinaus genommen, hätte er erfahren, dass ich Marathonläufer bin und daher die notwendige Ruhigstellung des betroffenen Beines für mich ziemlich einschneidend war. Die verordnete Orthese auch zu tragen und mich in Geduld zu üben, ist mir wirklich schwergefallen. Mit dem Wissen über meine Freude am Sport hätte er mir noch mal ins Gewissen reden und meine Mitarbeit fördern können. Nach wenigen Wochen war zwar alles vergessen und ich konnte wieder rennen gehen. Es handelte sich ja auch nur um eine kleine Verletzung, die wieder vollständig in Ordnung kommen würde. Das war mir klar. Doch aufmerksam wahrgenommen fühlte ich mich von dem Sportarzt nicht. Natürlich hätte ich ihm von meinem sportlichen Ehrgeiz auch erzählen können, aber er schien an nichts anderem als dem Knie interessiert zu sein.

Gründlich untersucht wurde mein Knie immerhin. Das ist der Vorteil der Sportmediziner, Orthopäden oder der Ärzte für Physikalische Medizin: Kurze, knackige Beschreibung der Beschwerden, dann wird untersucht und therapiert. In der Neurologie oder beim Internisten sieht es da ganz anders aus. Ein ausführliches Gespräch zur Krankengeschichte ist die Basis. Ansonsten bräuchte ich dieses Buch auch gar nicht zu schreiben. Auf eine Untersuchung sollten Sie dennoch nicht verzichten. Lutz Wesel, der selbst Arzt ist, berichtet von einer Patientin, die im Rahmen eines grippalen Infektes Ohrenschmerzen entwickelte. Eine typische, banale Begleiterscheinung, die mit ein paar Nasen- und Ohrentropfen schnell behoben ist. Beim Blick ins Ohr zeigt sich regelhaft ein feuerrotes, entzündetes Trommelfell, auf das die Schmerzen zurückzuführen sind. Bei seinem Blick ins Ohr, der schon fast überflüssig anmutete, weil alles so typisch erschien, zeigte sich überraschenderweise ein ganz normales Trommelfell. Das passte nicht zusammen. Er fragte nach und erfuhr, dass die Patientin kürzlich ein Zahnimplantat im Oberkiefer der betreffenden Seite erhalten hatte. Die bei der Untersuchung der Mundhöhle gefundenen Eiterstippchen führten zur Diagnose eines infizierten Implantates. Ohne den Blick ins Ohr wäre die Infektion wohl verschleppt worden, mit gravierenden Folgen für die Patientin.

Eine Bänderzerrung oder ein entzündetes Trommelfell sind mit Erkrankungen, die aufgrund ihrer Schwere eine Neuausrichtung des Lebens erfordern, nicht zu vergleichen. Für Patienten, die immer wieder zum Arzt gehen müssen, ob nun für eine Kontrolle und erst recht bei einer Therapie, erscheint es mir ungleich wichtiger, dass die Ärztin oder der Arzt sie als Persönlichkeit und nicht als Herzschwäche oder Gelenkrheuma, um zwei Beispiele zu nennen, wahrnimmt. Diese Wahrnehmung muss für Sie als Patient oder Patientin sichtbar und hörbar sein. Das ist für jeden klinisch tätigen Arzt möglich, sicher auch für einen Herzchirurgen, der oft nur wenig Zeit auf der Station und im Gespräch mit seinen Patienten verbringen kann. Im Fall von Albert war die Situation auch deswegen so unwürdig, weil seine Bedenken, Fragen und Gefühle einfach als unwichtig abgetan wurden.

Zugegeben, nicht jede Ärztin ist ein Kommunikationsgenie und nicht jeder Arzt glaubt an die Bedeutung empathischen Handelns. Da gibt es zum Teil große Unterschiede, aber eine emotionale und kommunikative Grundausstattung darf man von jedem Arzt erwarten. In der Praxis spielt die entsprechende Fachdisziplin auch eine Rolle. Sitze ich als Anästhesist hauptsächlich im Operationsaal und lerne Sie ansonsten nur kurz zur Aufklärung über die Narkose kennen, ist es etwas anderes, als wenn ich Palliativmediziner oder Psychiater wäre. In diesen Fällen nehmen Gespräche weite Teile meiner Arbeitszeit ein und ich sammle kontinuierlich Erfahrungen, wie sich eine Unterredung meistern lässt. Dadurch kann ich meine Gespräche selbst verbessern.

In der schon erwähnten explorativen Befragung, die Lothar Schäffner von der Universität Hannover durchgeführt hat, stand für fast alle Teilnehmer fest, dass Ärztinnen und Ärzte das für einen empathischen Umgang mit den Patienten notwendige Geschick und auch das Wissen dafür bereits in den Beruf mitbringen müssten. Ohne diese menschlichen Ressourcen würden auch die langen Jahre an der Universität nichts ausrichten. Offenbar trauten die befragten Patienten ihren Ärzten kein sonderliches Entwicklungspotenzial nach dem Studienabschluss zu. So weit würde ich nicht gehen. Gäbe es für Medizinstudenten so eine Art Nürnberger Trichter, dann könnte man da neben den dicken Lehrbüchern auch gleich noch zwischenmenschliche Fähigkeiten mit hineinschütten. Leider gehört so ein Ding in die Welt der Legenden. Doch es gibt erfahrene Kolleginnen und Kollegen, von denen man unweigerlich lernt, umso mehr, je intensiver man deren Rat sucht und bewusst in sein eigenes Handeln integriert. Aus meiner Erfahrung bringt einem das mehr für die tägliche Arbeit als der Besuch von Fortbildungen, die sich mit diesem Thema theoretisch beschäftigen. Man muss diese Situationen direkt erleben, um die Wucht der eigenen Worte und die Vielfalt der Reaktionen, verbal und nonverbal, kennenzulernen. Das bekommen Sie mit Rollenspielen in einem Seminar nicht in dieser Form hin.

Vielleicht haben Sie es auch schon erlebt, dass Ihre Ärztin Sie vor dem geplanten Gespräch gefragt hat, ob es in Ordnung wäre, wenn noch ein junger Kollege mit dabei wäre, einfach zum Zuhören. Das geht natürlich nur mit Ihrem Einverständnis. Sonst bräuchte man auch kein Schild an der Tür des Sprechzimmers, um Ihre Intimsphäre zu schützen. Ich erinnere nur wenige Patienten, die Bedenken geäußert haben, und dann sind die Kollegen natürlich rausgegangen. Für mich als junger Arzt waren das genau die Situationen, in denen ich ganz viel gelernt habe. Und später saßen immer mal wieder Kolleginnen oder Kollegen mit in meiner Sprechstunde. Interessant für mich war, dass häufig, wenn ein anderer Arzt mit im Zimmer saß, die Kommunikation mit den Patienten nicht so locker ablief, wie ich es kannte, was indirekt darauf hinwies, dass es uns gelungen war, ein wenig Vertrauen aufzubauen.

Als ich einmal eine junge Ärztin mit zu Frau Witkowski in meine Sprechstunde nahm, erlebte ich eine kleine Überraschung. Ich hatte einen, ich würde sagen, vernünftigen Draht zu dieser Patientin, aber es war eher eine Arbeitsbeziehung und nicht betont emotional. An diesem Vormittag berichtete sie, nicht zum ersten Mal, von ihren Unterleibsschmerzen, die auf viele kleine Tumorabsiedlungen in ihrem Bauchfell, einer Art dünnem Bindegewebe, welches die Organe im Bauchraum an ihrem Platz hält, zurückzuführen waren. Unvermittelt wandte sie sich an die junge, ihr unbekannte Ärztin: „Sie können sicher besser verstehen, wie sich die Schmerzen hier unten anfühlen.“ Es war eine talentierte Kollegin, die keinerlei Scheu vor dem Kontakt mit Frau Witkowski hatte und mit ihrer Art und wohl auch der Tatsache, dass sie nun mal eine Frau war, im weiteren Gespräch die Patientin förmlich aufschloss. Frau Witkowski schien erleichtert darüber zu sein, sich erstmals richtig verständlich machen zu können. In diesem Fall half mir meine langjährige Praxiserfahrung gar nichts.

An eine andere Grenze bin ich mit meinem älteren Bruder Ralf gestoßen, der auch eine Krebsdiagnose erhalten hatte. An sich waren die Voraussetzungen des Arztverhältnisses bestens: Ich denke, Ralf fühlte sich gut aufgehoben, denn sein behandelnder Arzt stellte ihm verschiedene Therapieangebote vor und schaffte es auch, die gleichwertigen Behandlungswege verständlich zu erklären. Ralf kannte also die Vor- und Nachteile der unterschiedlichen Optionen, und eigentlich, sollte man meinen, hätte er nun eine Entscheidung fällen können, welchen Weg er einschlagen wollte. Aber so war es nicht. Ralf fragte mich, ob er seinen Lungenkrebs, der damals lokal begrenzt war, also nicht gestreut hatte, operieren oder mit einer kombinierten Strahlen-Chemotherapie behandeln lassen sollte. Beide Methoden können in bestimmten Stadien dieser Erkrankung alternativ eingesetzt werden. Belastungen und Nebenwirkungen sind dabei sehr verschieden.

Zu diesem Zeitpunkt war unser gemeinsamer Bruder Frank trotz einer Chemotherapie bereits an seinem Prostatakarzinom gestorben. Das machte es mir nicht leichter, Ralf zu vermitteln, dass auch die Kombination aus Bestrahlung und Chemotherapie erfolgreich sein kann, genauso wie eine Operation keinesfalls garantiert, dass der Tumor besiegt wird. Er war ein intelligenter Mann und hat die Unterschiede in den Behandlungen verstanden. Am Ende aller Diskussionen hat er dann aber doch mich gebeten, ihm zu sagen, was er machen soll, Operation oder Strahlen-Chemotherapie? Ich habe mich gewunden, habe versucht, mich um eine Antwort zu drücken. Frank hatte ich doch schon verloren. In dieser Zeit gab es Tage, an denen wollte ich von Ralf nicht nach Erklärungen gefragt werden, ich wollte keinen Rat abgeben und auch nichts entscheiden. Ich suchte nach Ablenkung, aber ich konnte mich nicht entziehen, denn unweigerlich war Ralfs Erkrankung ein Stück weit auch zu meiner geworden. Das konnte ich gar nicht verhindern. Im Empfinden einer diffusen Ungerechtigkeit der Welt meiner Familie gegenüber war ich gedanklich immer wieder damit beschäftigt, dass nun auch noch mein zweiter Bruder seinem Krebsleiden erliegen könnte. Mir fiel es schwer, mich zu konzentrieren. Ich versuchte, meine eigenen Gefühle und Bedürfnisse zurückzustellen, um Ralf, der alleine lebte, zu unterstützen und fachlich kompetent zur Seite zu stehen. Aber das war nicht einfach.

In meiner eigenen Sprechstunde in der Uniklinik, bei Menschen, die ich nur von dort und als Patienten kannte, gelang es mir besser, die viel beschworene „gesunde Distanz“ aufrechtzuerhalten. Oft berührte mich das Schicksal einer Patientin oder eines Patienten mehr als bei anderen, sei es aufgrund der Lebensumstände oder einfach wegen der Persönlichkeit selbst. Das ist nicht ungewöhnlich. Aber die Krankheitsverarbeitung kann ich Ihnen als Arzt nicht abnehmen, und daher sollte ich auch nicht so tun, als wäre ich dazu in der Lage. Ich habe immer darauf geachtet, die Probleme einzelner Patienten nicht zu meinen eigenen zu machen. Wie gesagt, das fiel mir manchmal leichter und dann gab es Begegnungen, bei denen ich mich bewusst an die notwendige Distanz erinnern musste.

Aus Gesprächen weiß ich, dass die meisten Kolleginnen und Kollegen viel Wert auf diese Distanz gelegt haben, zur eigenen Seelenhygiene und um Ressourcen zu schonen. Aus meiner Sicht hat es etwas mit den eigenen Fähigkeiten zu tun, emotionale Situationen professionell zu gestalten. Einige Menschen sind emotionaler oder offener als andere, die eher kühl wirken. Da gibt es auch bei Medizinern eine große Bandbreite. Ich empfinde eine gewisse Distanz jedoch nicht nur als wichtig für mich, sondern auch für Sie. Distanz ist nicht immer schlecht und Nähe ist nicht immer gut. In Konkurrenz zu Ihren Verwandten oder Freunden zu treten nach dem Motto „Wer hat das größte Herz, wer das beste Verständnis?“ halte ich für keine gute Idee. Mich sehen Sie nur wenige Minuten, auch kenne ich Sie nicht so gut. Ihr Partner oder Ihre Tochter haben viel bessere Möglichkeiten, Sie zu unterstützen.

In der erwähnten explorativen Studie der Universität Hannover, die auch die Erwartungen der Ärzte in Erfahrung bringen wollte, war dieser Punkt nicht unumstritten. Offenbar gehört es für einige Ärzte zum Selbstverständnis, sich auch persönlich auf die Erkrankung der Patientin oder des Patienten einzulassen. Doch es gibt ebenso gegenteilige Meinungen. Für mich ist es grundsätzlich keine Option, mich persönlich zu involvieren, denn es erschwert mir, Sie kraftvoll in medizinischer und emotionaler Hinsicht zu unterstützen. Die Ablenkung wäre einfach zu groß. Ich bin der Überzeugung, dass Sie dies nicht erwarten sollten. Sie würden dann oft enttäuscht, weil viele Ärzte eine derartige Anteilnahme nicht leisten können oder auch nicht wollen. Bei meinen Brüdern konnte ich mich natürlich nicht raushalten, weder bei dem jüngeren noch bei dem älteren.

In der Diskussion mit Ralf habe ich sehr mit mir gerungen. Einerseits wollte ich ihn unbedingt unterstützen und ihm bei seiner Entscheidung helfen, andererseits konnte und wollte ich sie ihm nicht abnehmen. Wie schwer es sein kann, eine Entscheidung mit erheblicher Tragweite für das eigene Leben zu fällen, obwohl man Vor- und Nachteile kennt, verstehe ich seitdem besser. Selbst musste ich eine solche Prüfung glücklicherweise noch nicht bestehen. Im Endeffekt habe ich ihm zu keiner der beiden Möglichkeiten direkt geraten, denn auch als Bruder bin ich letztlich eine außenstehende Person, die nicht das letzte Wort haben kann.

Versuchen Sie, derartig wichtige Weichenstellungen für Ihr eigenes Leben in eigener Verantwortung zu treffen! Das ist leicht gesagt. Aber nicht leicht getan, wenn Ihre Gesundheit davon abhängt. Vertrauen Sie darauf: Ein Richtig oder Falsch im rationalen Sinne gibt es dabei letztlich nicht. Ob Sie auf einem guten Weg sind, wird sich erst im Prozess oder in der Rückschau zeigen. Wichtig ist der nächste Schritt. Die Entscheidung, getroffen nach sorgfältiger Abwägung und nicht übereilt, muss sich gut für Sie anfühlen. Dann werden Sie dazu stehen können. Diese Verantwortung zu übernehmen ist auch Ihren Angehörigen oder Freunden gegenüber fair. Es zwingt Ihrem Umfeld nicht eine Rolle auf, die Sie nun einmal selbst übernehmen müssen.

Ralf hat sich dann geschickt vor der Entscheidung gedrückt, indem er mich gefragt hat, was ich in seiner Situation machen würde, wenn ich ihm denn schon zu keiner Option raten wolle. Das ist ein beliebter und irgendwie auch verständlicher Schachzug von vielen Patienten. In meiner Sprechstunde habe ich die Frage nie beantwortet, weil ich wirklich der Überzeugung bin, dass Sie selbst entscheiden müssen. Im Falle meines Bruders habe ich eine Ausnahme gemacht: Ich hätte mich operieren lassen. Und so ist er zum Chirurgen gegangen.

Das Bedürfnis nach Austausch oder nach weiteren Informationen über die Erkrankung, deren Therapie und Prognose kann bei verschiedenen Menschen sehr unterschiedlich sein. Auch wenn es um existenzielle Fragen geht.

Robert und Jule, zwei Freunde von mir, sind hierfür ein gutes Beispiel. Beide fieberten der Geburt ihres ersten Kindes entgegen. Es sollte ein Junge werden, Ole. Freude und Anspannung waren nach einer früheren Fehlgeburt groß. Dann war es so weit und Ole kam zur Welt. Allerdings einige Wochen früher als geplant, die unausgereiften Lungen machten Probleme, und so folgten Monate auf der Intensivstation.

Robert hat sich nach dem ersten Gespräch mit der zuständigen Ärztin, in dem klar wurde, dass Oles Überleben zu diesem Zeitpunkt keinesfalls gesichert war, sogleich über fast jedes Detail zu Medikamenten, Impfungen, Normwerten und Apparaten auf einer Intensivstation informiert, während Jule mit dem zufrieden war, was die Ärztin ihr erzählt hat, je weniger, desto besser. Sie war dadurch ruhiger, denn sie kannte nicht jede Komplikation, die eventuell hätte eintreten können. Ob die vielen Informationen Robert geholfen haben, mit der Situation umzugehen, weiß ich nicht. Er erzählte im Interview, dass er sich irgendwann beim Bäcker nervös umdrehte, weil es laut piepte und er in dem Moment dachte, Oles Beatmungsmaschine schlüge Alarm. In Wirklichkeit waren nur die Brötchen im Aufbackofen fertig. Da sei ihm bewusst geworden, dass man sich auch verrückt machen kann, und er habe die Strategie geändert. Er hat nicht mehr allen Eventualitäten nachgespürt und jedes Detail wissen wollen.

Für die betreuende Ärztin war es vermutlich ein ziemlicher Spagat, dafür zu sorgen, dass Jule über Oles Zustand „nur im Bilde“ war, und zugleich Roberts umfassendem Informationsbedürfnis nachzukommen. Es war auch insofern eine spezielle Situation, weil die Ansprechpartner die beiden Elternteile waren und die Kommunikation mit dem eigentlichen Patienten aufgrund seines Alters schlicht nicht möglich war. Mit Ole ist glücklicherweise alles gut gegangen und er stellt inzwischen zusammen mit seiner kleinen Schwester jede Menge Unfug an.

In meiner Praxis habe ich zum Teil ähnlich große Unterschiede in Bezug auf den Bedarf an Informationen erlebt. Das ist vermutlich normal und ich kann mich darauf einstellen. Ich muss allerdings wissen, was Sie wollen. Sie müssen mir also sagen, wenn Sie nur das unbedingt Notwendige zu Erkrankung, Therapie oder Prognose von mir hören wollen. Dass Sie gern viele Details und Erläuterungen von mir hätten, bekomme ich durch Ihre Fragen dagegen schon von alleine mit. Und beides ist in Ordnung, wobei die meisten Patienten irgendetwas zwischen diesen beiden Polen erwarten.

Das ist dann wahrscheinlich doch ähnlich wie in einer Kfz-Werkstatt. Erfahren, was kaputt war und wie lange die neue Kupplung nun hält, wollte Michael schon gern, wenn er sein Auto abholte. Hingegen haben ihn die Details zur Reparatur nicht wirklich interessiert. Eins aber ließ ihn aufhorchen. Der Meister meinte, er solle die Kupplung nicht zu viel schleifen lassen, sonst würde er bald wieder mit dem gleichen Problem dastehen. In den nächsten Tagen hat Michael dann darüber nachgedacht, wie er das mit dem Kuppeln besser hinbekommen könnte. Oder wäre ein Wagen mit Automatikgetriebe die Lösung? Der Meister hatte es drauf. Denn so soll es sein, nicht nur in der Kfz-Werkstatt, sondern auch beim Arzt: Das Gespräch wirkt nach und entfaltet seine Wirkung noch lange, nachdem Sie das Sprechzimmer verlassen haben.

3

»Die können nicht verständlich formulieren«

Über das Zuhören, Beobachten und Sprechen

Im Gespräch stolperst du ständig über Wörter. Die kannst du gar nicht wiederholen. Wenn ich nun schon den Inhalt nicht verstanden habe, ist es wirklich schwierig, überhaupt nachzufragen. Außerdem bleibst du dann gedanklich hängen, weil du irgendwie versuchst, Sinn in die Sätze zu bekommen. Dabei redet der Arzt einfach immer weiter. Das ist so, als wenn du versuchst, noch den Fahrplan zu lesen, aber der Busfahrer macht die Türen schon zu und fährt los. Da brauchst du dann eigentlich gar kein Gespräch zu führen. Das ist ein riesiges Defizit bei einigen Ärzten. Die können nicht verständlich formulieren. Eine Freundin von mir ist Urologin. Die haben wir dann immer zu den Terminen mitgenommen, als Übersetzerin. Aber das ist ja kein Zustand.

Seit einigen Monaten bereits begleitete Silke ihre beste Freundin Katharina zu den Terminen bei der Gynäkologin. Katharina versuchte gerade, nach einem Rückfall ihrer Brustkrebserkrankung, die Kraft zwischen Chemotherapie, Bestrahlung und ihrer heranwachsenden Tochter aufzuteilen. Jemanden wie Silke jetzt an ihrer Seite zu haben entlastete sie sehr. Doch aus deren Beschreibung spricht Verdruss.

Kennen Sie das Gefühl? Ihre Ärztin versucht, die aktuellen Befunde und die nächsten Therapieschritte zu erklären, aber Sie verstehen sie nicht. Dabei sind Sie gar nicht aufgeregt und Ihr Gehör funktioniert auch einwandfrei. Nur diese Wörter, die haben Sie noch nie gehört. An Ihre Ohren dringt unverständliches Zeug. Wenn dann noch zu schnell gesprochen oder vage und mehrdeutig formuliert wird, sind Sie verloren. Und die Ärztin? Die merkt gar nicht, dass sie Sie völlig abgehängt hat. Sie redet in ihrer rätselhaften Sprache, die Ihnen wie eine hochgeklappte Zugbrücke vorkommt. Sie kommen nicht über den Wassergraben, der die Burg umgibt. Sie müssen draußen bleiben.

Hier läuft offenbar etwas schief. Eine Mischung bekannter, alltäglicher Wörter, vermengt mit Fetzen aus dem Altgriechischen und reichlich Latein. Aber wer kann denn heute noch Ciceros Texte im Original lesen? Das ist wohl eher den wenigen vorbehalten, die sich im Rahmen ihres Theologie- oder Philosophiestudiums auch mal historische Quellen erschließen müssen. Immerhin haben zwischen sieben und acht Prozent der Schülerinnen und Schüler in Deutschland irgendwann in ihrer Schulkarriere einmal Berührung mit einer toten Sprache gehabt. Im Schuljahr 2016/2017 waren das ca. 600.000 Lernende. Nützt denen das in ihrem Leben etwas? Auch wenn die Tendenz seit Jahren fallend ist, fand ich den Prozentsatz erstaunlich hoch. Der Soziologe Jürgen Gerhards von der Freien Universität Berlin sieht diese Zahl in einem gesellschaftlich tief verankerten positiven Image der lateinischen Sprache begründet. Er fand in seinen Studien allerdings keine Bestätigung dafür, dass, wer Latein lernt, auch logischer denkt oder ein besseres Sprachverständnis entwickelt. In vielen Fällen sei diese Zeit fehlinvestiert und man hätte sie besser für Spanisch oder Französisch genutzt. Latein ist eine museale, nicht alltagstaugliche Sprache.

Und, was Sie möglicherweise überrascht: Auch die wenigsten Ärztinnen und Ärzte sprechen wirklich Latein. Entgegen der allgemeinen Vermutung benötigt man für das Medizinstudium kein großes Latinum, also einen Nachweis über die Kenntnis der lateinischen Sprache. Vielmehr gibt es am Beginn des Studiums den verpflichtenden Kurs „medizinische Terminologie", in dem angehenden Ärzten die wichtigsten und gängigsten medizinischen Redewendungen vermittelt werden. Hier liegt der Ursprung dieser lateinisch-griechischen Mischung, die wir Mediziner ständig im Munde führen. Das ist ein Kurs für Medizinstudenten und eben nicht für jedermann. Wir müssen uns also sprachlich auf Sie, die Patienten, einstellen, daran führt kein Weg vorbei. Die ehemalige Bundesgesundheitsministerin Ursula Lehr hat es meiner Meinung nach gut getroffen: „Der alte Arzt spricht Latein, der junge Arzt spricht Englisch, der gute Arzt spricht die Sprache des Patienten." Und wenn wir Ihre Sprache nicht sprechen, fordern Sie es bitte ein!

Silkes Idee, eine befreundete Ärztin als Übersetzerin mitzubringen, ist pragmatisch, aber für die wenigsten durchführbar. Mein Vorschlag wäre einfacher: Signalisieren Sie dem Arzt, dass Sie nicht folgen können. Notfalls unterbrechen Sie seinen Redefluss, höflich, aber bestimmt. Oder Sie geben ihm ein unmissverständliches Handzeichen, damit er eine Pause macht. Wie beim Zahnarzt, wenn es weh tut. Bleiben Sie hartnäckig und stoppen Sie ihn gegebenenfalls erneut, wenn auch der zweite Versuch seiner Erklärung kompliziert und unverständlich für Sie ist. Trauen Sie sich, Fragen zu stellen. Der Arzt muss begreifen, dass Sie ihn nicht verstehen. Er steht in der Pflicht, sich auf Sie einzustellen, und nicht umgekehrt.

Das entlässt Sie allerdings nicht aus der Verantwortung, sich zentrale Begriffe, Eckpunkte der Therapie oder wichtige Abläufe in der Praxis, die Ihnen verständlich erklärt wurden, auch aktiv zu merken und zu eigen zu machen. Dass Sie beispielsweise größere Menschenansammlungen wie Kinos oder Konzerte wegen einer erhöhten Infektionsgefahr besser meiden, solange Ihre weißen Blutzellen unter einer laufenden Chemotherapie stark vermindert sind, also eine sogenannte Leukopenie vorliegt, wird Ihnen der behandelnde Arzt am Anfang ausführlich erklären. Erwähnt er dann im weiteren Verlauf eine solche Leukopenie, sollten Sie eigentlich wissen, wie Sie sich zu verhalten haben.

Die Arztsprache ist Fluch und Segen zugleich. Symptome werden sehr präzise beschrieben, genauso wie einzelne Phasen und charakteristische Merkmale einer Erkrankung oder Therapieabläufe. Die verwendeten Begriffe sind kompakt und meist so eindeutig, dass andere Ärzte sie ohne aufwendige Erklärungen sofort verstehen. Als ich meine Weiterbildungszeit zum Facharzt für Innere Medizin absolvierte, berichtete uns die Stationsärztin bei der morgendlichen Visite auf der Pneumologie, der Fachstation für Lungenerkrankungen, dass bei dem neu aufgenommenen Patienten eine karnifizierende Pneumonie vorlege. Die älteren Kolleginnen nickten, aber ich hatte keine Ahnung, was das bedeutete, und musste nachfragen. Die Stationsärztin erklärte mir, dass es sich hierbei nicht um eine akute Entzündung der Lunge, sondern um eine chronische Verlaufsform handelt, bei der Entzündungszellen nicht einfach abgeräumt, sondern in ein charakteristisches Ersatzgewebe umgewandelt werden, aus dem später unweigerlich eine Narbe entsteht. Es liegt also eine schwerwiegende Entzündung der Lunge vor, die nicht wieder vollständig ausheilt, sondern mit bleibenden Beeinträchtigungen verbunden ist. Alle diese Informationen waren in den zwei Wörtern karnifizierende Pneumonie, die ich nun ebenfalls in meinen Wortschatz aufgenommen hatte, enthalten.

Manche Patienten sehen in der für sie unverständlichen Sprache eine Art Nachweis ärztlichen Expertentums. Das kann sogar Heilkräfte mobilisieren. Denn das Vertrauen in die Kompetenz des Arztes, die subjektive Überzeugung, dass er über das notwendige Wissen verfügt, ist für den Heilungserfolg wichtig. Misstrauen dagegen führt nicht zu einer Heilungsperspektive. Insofern kann die Fachsprache den Arzt in seiner Funktion als Heiler unterstützen, glaubt der Allgemeinmediziner Norbert Donner-Banzhoff. Nach seiner Auffassung ist dies seine ursprüngliche Aufgabe, und sie spielt in gewisser Weise auch heute noch eine Rolle. Lateinische Formeln dürfen aber den modernen Funktionen eines Arztes – als Vermittler, Detektiv und Begleiter – nicht im Weg stehen.

Weil diese Sprache für uns so enorm effizient ist, benutzen wir Ärzte sie gern. Im Gespräch mit Ihnen, den Patientinnen und Patienten, laufen dieselben Worte dagegen oft ins Leere. Unsere Sprache kommt bei Ihnen nicht an, das heißt, hier ist sie ganz und gar nicht effizient. In einer Untersuchung der Universität des Saarlandes hatte fast die Hälfte der Patienten nicht komplett verstanden, was die Ärztin oder der Arzt ihnen bei ihrer Entlassung aus dem Krankenhaus mitteilen wollte. Diese Zahlen sind besorgniserregend – auch wenn sicher die Wortwahl der Ärzte nicht der einzige Grund für dieses enttäuschende Ergebnis ist.

Grundlegend anders verhält es sich beim Entlassungsbrief, der Ihnen am Ende eines Krankenhausaufenthaltes ausgehändigt wird. Hier handelt es sich um einen Baustein der medizinischen Dokumentation. Es geht darum, fachliche Informationen, zum Beispiel für eine Mitbehandlung, weiterzugeben. Dieser Brief ist an Kollegen, also ebenfalls an Ärzte, gerichtet und daher weder in laienverständlicher Sprache verfasst noch werden die in ihm enthaltenen Fachwörter erklärt. Möchten Sie genauer verstehen, worüber sich die Kollegen untereinander austauschen, sprechen Sie am besten Ihre Ärztin oder Ihren Arzt an. Gibt es hierzu keine baldige Gelegenheit, bleibt eine zweite Möglichkeit: Im Internet finden sich kostenlose Angebote für eine Übersetzung Ihres Arztbriefes in leicht verständliche Sprache. Hierdurch können möglicherweise nicht alle Ihre Fragen beantwortet werden, aber es kann ein erster Schritt sein, bis sich die Zeit für ein Gespräch mit Ihrem Arzt ergibt.

Noch gravierender als die Tücken der Fachsprache sind zweifellos Barrieren zwischen verschiedenen Muttersprachen, die einen klassischen Übersetzer erfordern. Fehlt dieser, kommt bei den Patienten und Angehörigen nur ein Bruchteil dessen an, was vermittelt werden soll. Andrea Staniszewski, die als Beraterin bei der Deutschen Stiftung Patientenschutz arbeitet, berichtet von Hilflosigkeit und Frustration bei Patienten, wenn der Doktor die eigene Sprache nicht spricht. Verzweifelte Patienten würden sich an Schwestern und

Pfleger wenden und diese bitten zu übersetzen. Dies ist genauso wenig hinnehmbar wie eine befreundete Ärztin als Übersetzerin mitbringen zu müssen.

Immerhin hat die Ärzteschaft, die auf ausländische Fachkräfte angewiesen ist, das Problem erkannt, bietet kostenloses Kommunikationstraining an und intensiviert die Sprachprüfungen für die Mediziner. Sowohl bei Patienten als auch bei Ärzten steige die Zufriedenheit durch die Sprachkurse, berichtet Georgios Godolias vom St. Anna Hospital in Herne. Das Resümee zu einer verschärften Sprachprüfung der Bayerischen Ärztekammer fällt ebenso positiv aus. Das sind nur zwei Beispiele, die zwar in die richtige Richtung weisen, aber nicht darüber hinwegtäuschen können, dass es immer wieder auch deshalb zu Problemen kommt, weil der behandelnde Arzt die Muttersprache des Patienten nicht spricht.

Nach meiner eigenen Erfahrung sind Situationen, in denen die Beteiligten nicht dieselbe Muttersprache sprechen, auch wenn ein Übersetzer dabei ist, häufig mit großen Verlusten in der Kommunikation verbunden. Ich kann die Mimik und Gestik der Patientin nicht richtig deuten, weil sie auf Worte des Übersetzers reagiert, den ich aber wiederum nicht verstehe. Zudem besteht die Gefahr, dass bereits der Übersetzer das Gesagte anders begreift, als ich es gemeint habe. Da hat dann die Patientin wie bei dem Spiel Stille Post am Ende der Kette kaum eine Chance, Diagnose und Therapievorschlag richtig zu verstehen. Die Situation ist zugegebenermaßen schwierig. Betroffene Patienten werden ja nicht immer eine Alternative finden, eine Ärztin oder einen Arzt, die ihre Muttersprache sprechen. Ich würde in einer solchen Lage eine Freundin oder einen Bekannten bitten, mir wichtige Informationen zu übersetzen oder mich zum Arzt zu begleiten. Das ist eine Art Minimalkonsens. Wenn das nicht gelingt und es die Krankheitssituation zulässt, würde ich mich tatsächlich nach einem anderen Arzt umschauen, der meine Sprache spricht.

Selbst in dem typischen Fall, dass ich die gleiche Sprache wie meine Patientin spreche, muss ich es als Arzt bewusst üben, den Schalter umzulegen und im Austausch mit ihr oder den Angehörigen in eine allgemein gut verständliche Sprache zu wechseln. Das mag erst einmal eigenartig klingen, aber ich benutze die Wörter der Arztsprache jeden Tag ganz selbstverständlich. Es ist wie Fahrradfahren. Da denke ich auch nicht darüber nach, die Pedale zu treten und das Gleichgewicht zu halten. Das passiert einfach von selbst. Will ich es aber meinem Patenkind, also jemandem, der davon noch nichts versteht, beibringen, funktioniert es nur mit Konzentration. Ich merke ganz schnell, dass es nicht einfach ist, einer anderen Person etwas, das ich ständig tue, zu erklären, ohne darüber bewusst nachzudenken. Lehrer beispielsweise sind darin geschult, eindeutige, verständliche Worte für die in einer solchen Situation notwendige Erläuterung zu finden. Ärzte bekommen pädagogische Fertigkeiten nur in Ansätzen vermittelt. Deshalb hängt, wenn es ums Erklären geht, vieles von den gegebenen Fähigkeiten der jeweiligen Ärztin beziehungsweise des jeweiligen Arztes ab.

Bei meinem Patenkind weiß ich natürlich, dass es noch nicht selbstständig Fahrrad fahren kann, und gehe entsprechend an die Sache heran. Dass Sie mich im Sprechzimmer nicht verstehen und ich mich anders ausdrücken muss, weiß ich hingegen erst, wenn Sie es mir klarmachen. Im Idealfall habe ich, weil mir Ihr Stirnrunzeln aufgefallen ist, schon selbst nachgefragt. Ansonsten benötige ich irgendein Signal von Ihnen. Ob Sie mich dazu unterbrechen oder mir einen fragenden Blick zuwerfen, ist dabei letztlich egal. Ich muss meine Sprachgewohnheiten durchbrechen und mich konzentrieren, wenn ich Ihnen einen Therapieverlauf verständlich erklären oder einen Befund einordnen will: Ich rede hier mit einer Patientin und deren Angehörigen und nicht mit einem Kollegen. Dass meine Kollegen und ich uns dies nicht häufig genug bewusst machen, lassen auch die genannten Zahlen aus dem Saarland vermuten. Besonders verwirrend wird es, wenn wir fachspezifische und allgemein geläufige Wörter vermischen.

Zu Beginn der Corona-Krise waren die Talkshows voll mit Virologen, Notfallmedizinern, Krankenhauschefs usw. Man konnte den Eindruck gewinnen, dass es eigentlich Ärzte sind, die das Land regieren. Auffallend war, dass in einigen Runden die Journalistinnen immer wieder einhaken mussten, um das Gesagte für die Zuschauer zu übersetzen – so wie die befreundete Urologin in Silkes Schilderungen. Ich erinnere mich an eine Sendung von Anne Will in der ARD zu diesem Thema, bei der die eingeladene Expertin, eine Professorin für Infektiologie, bei jedem zweiten oder dritten Satz von der Gastgeberin unterbrochen wurde. Frau Will war fortlaufend damit beschäftigt, nachzufragen, um Erläuterung zu bitten oder einfach selbst Fachbegriffe in eine für die Zuschauer verständliche Form zu übersetzen. Ich war drauf und dran, in ein anderes Programm zu schalten. Wie sehr uns Ärzten die eigene Art zu reden in Fleisch und Blut übergegangen ist, musste ich dabei selbst feststellen. Denn erst durch die vielen Unterbrechungen von Frau Will, die mich nervten, wurde mir bewusst, dass sich die Professorin nicht allgemein verständlich ausdrückte. Das war mir vorher einfach nicht aufgefallen.

Nun hilft es Ihnen natürlich wenig, wenn Sie besser verstehen, dass die Ärzte mit ihrer eigenen Sprache viele Dinge direkt und präzise kommunizieren können und sie deshalb so gern benutzen. Denn Sie haben diese Sprache ja nicht gelernt. Sie haben auch keinen Kurs für medizinische Terminologie besucht. Silke hat es eingangs erwähnt: Ein Besuch beim Arzt ist sinnlos, wenn man nicht versteht, was er sagt. Dass man ins Sprechzimmer einen eigenen „Übersetzer“ mitbringen muss, ist absurd. Irgendwann wechselt man besser auf einen anderen Kanal und sucht sich einen neuen Arzt.

Die grundlegende Aufgabe eines jeden Arztes, Ihnen Sachverhalte klar und verständlich nahezubringen, können Sie ihm nicht abnehmen. Aber Sie können ihm sagen, dass Sie ihn nicht verstehen. Aus meiner Sicht ist es entscheidend, dass Sie in diesem Moment aktiv werden, über Ihren Schatten springen und sich trauen nachzufragen. Die allermeisten Ärzte haben es sich in ihrer Ruhe behaglich eingerichtet und benutzen unreflektiert die vertraute Arztsprache. Rütteln Sie sie wach! Holen Sie den Arzt aus seiner Gewohnheit, und in vielen Fällen wird er sich mehr konzentrieren und bewusst auf Sie einstellen.

Wenn es richtig gut läuft, wird Ihr Arzt beziehungsweise Ihre Ärztin Ihnen nicht nur etwas erzählen, sondern Sie auch fragen, um festzustellen, ob Sie das Gesagte verstanden haben. Vielleicht werden Sie gebeten, es mit eigenen Worten zu wiederholen. Diese Erwartung würde ich nicht bei jeder Begegnung im Sprechzimmer haben. Das wäre bei dem heutigen Zeitdruck, dem die meisten Ärztinnen und Ärzte ausgesetzt sind, nicht realistisch. Wenn es aber um entscheidende Aspekte einer Therapie, um die Prognose der Erkrankung oder eine wichtige Weichenstellung geht, dann sollte es so laufen. In diesen Fällen ist die Erfahrung eines Gesprächs auf Augenhöhe entscheidend, bei dem Sie Fragen gemeinsam mit Ihrer Ärztin so klären können, dass Sie den Sachverhalt tatsächlich begreifen. Wären Silke und Katharina einer solchen Ärztin begegnet, wäre es ihnen gar nicht erst in den Sinn gekommen, die befreundete Urologin zur Übersetzung mitzubringen.

Werden Sie gebeten, mit eigenen Worten noch einmal zu wiederholen, was Sie gehört haben, dann nutzen Sie dieses Angebot. Sie sind nicht in der Schule; es gibt keine Noten, sondern Sie und Ihre Ärztin können sich dabei vergewissern, dass wirklich rübergekommen ist, worum es geht. Oft tauchen dabei noch Fragen oder Widersprüche auf, die man dann gleich klären kann. Denken Sie an die klassische Szene in vielen Kriminalgeschichten, in der ein Anwalt den Zeugen bittet, seine Version der Geschichte zu erzählen. In dem Weltbeststeller *Wer die Nachtigall stört* von Harper Lee fragt Atticus Finch, der Anwalt, den Angeklagten, welches Auge des weiblichen Opfers blau geschlagen worden war. „Das linke“, antwortete dieser. Klare Antwort, oder? „War es das linke, von Ihnen aus gesehen, oder das linke, von ihr aus gesehen?“, hakt Atticus nach. „Ach so, dann war es natürlich das rechte.“

Diese kleinen Klarstellungen sind sehr wichtig, besonders wenn ein einziges Wort den Sachverhalt ins Gegenteil verkehren kann. Ist der Untersuchungsbefund nun positiv oder negativ? Ihre Ärztin redet von einem negativen Befund, bei Ihnen sinkt der Mut, obwohl sie damit zumeist etwas Positives meint, weil eine spezielle Untersuchung eben nicht den Nachweis der vermuteten Erkrankung erbracht hat. Ein negativer Corona-Test beispielweise bescheinigt die Abwesenheit der Infektion und nicht deren Vorliegen. Das ist für Sie natürlich positiv. Im Labor hat der Test aber kein Ergebnis erbracht, er ist also negativ ausgefallen. Darauf bezieht sich die Aussage Ihrer Ärztin, wenn sie von einem negativen Befund spricht. Statt eine solche Unsicherheit mit auf den Weg zu nehmen, fragen Sie lieber nach, damit Sie mit einem ruhigeren Gefühl nach Hause gehen können.

In der Regel werden Sie vermutlich am Ende kurz gefragt, ob Sie alles verstanden haben. Als Erwartungshaltung steht ein knappes „Ja" im Raum. Nutzen Sie sie die Gelegenheit, um Ihrer Ärztin eine bessere Variante vorzuschlagen: Sie möchten mit eigenen Worten noch einmal die für Sie wichtigen Informationen wiederholen. Als Kontrolle für sich selbst. Sie können als Antwort auf diese womöglich floskelhafte Frage auch gleich mit Ihrer eigenen Darstellung beginnen: „Habe ich Sie richtig verstanden, dass …?" oder „Bei mir ist Folgendes angekommen: …" Dabei kann sich Ihre Nachfrage auf eine einzelne Formulierung Ihrer Ärztin oder das gesamte Gespräch beziehen. Das ist ganz egal. Wichtig ist die Rückversicherung, um Klarheit zu bekommen. Letztlich ist nur das entscheidend. Lassen Sie sich nicht von Zeitnot oder einem möglicherweise irritierten oder gar genervten Kollegen von Ihrem Vorhaben abbringen. Bevor Ihnen nicht ganz genau klar ist, worüber gesprochen wurde, verlassen Sie das Sprechzimmer nicht. Andernfalls hätten Sie sich die Zeit für den Arztbesuch nämlich sparen können.

Klarheit ist leicht gefordert, aber gar nicht so einfach hinzubekommen. Es sei ein Irrtum zu glauben, dass die meisten Informationen durch das gesprochene Wort transportiert werden, sagt Annegret Hannawa von der Universität Lugano, die sich seit Langem mit der Kommunikation im Gesundheitswesen beschäftigt. Nach ihrer Ansicht tauscht man mehr als 90 Prozent der Information, beispielsweise im Rahmen eines Gespräches, auf anderen Wegen aus als denen der Sprache. Tatsächlich werden viele Dinge nicht nur über Worte, sondern nonverbal, durch Mimik und Gestik oder durch Nichtsagen und ausbleibende Aktion kommuniziert. Nur weil man nichts sagt, bedeutet es ja nicht, dass keine Botschaft gesendet wird.

Clowns zum Beispiel sind darin wahre Meister. Als Kind bin ich gern in den Zirkus gegangen. Da gab es einfach alles: Elefanten, Löwen, Schlangenmenschen und natürlich den Clown. Der kam ohne Worte aus. Aber er war so gut, dass ich kaum aufhören konnte zu lachen, wenn er zum dritten Mal über den unsichtbaren Ball gestolpert war, auf der Nase lag und sich in seinen weit geöffneten Augen ungläubiges Erstaunen abmalte. Klar hatte er auf der Clownsschule gelernt, sich durch präzise Gesten und Bewegungen auszudrücken. Mindestens genauso wichtig war, dass er seine gesamte Konzentration in die Mimik und die Gesten legte. Seine Bewegungen mussten genau definiert sein, damit sie bei mir einen Lachanfall auslösten.

Im Sprechzimmer gelten Gesten und Mimik als Beiwerk. Beachtet werden sie trotzdem ganz genau. Und das gilt für beide Seiten. Eine erfahrene Ärztin ist häufig auch eine gute Beobachterin, die sich nicht nur darauf verlässt, was ihr erzählt wird. Doch die eigene Gestik und Mimik wird sie, genauso wie der Patient, eher selten gezielt und mit besonderer Konzentration einsetzen. Und genau hier liegt eine Gefahr. Denn Sie sitzen in diesem Sprechzimmer wie der Luchs auf der Lauer und versuchen, neben dem, was geredet wird, keine Schwingungsänderung der Stimme, keine Augenbewegung Ihrer Ärztin zu verpassen.

So berichtete Silke: „Die Gynäkologin meinte, dass die aktuelle Computertomographie keinen Grund zur Besorgnis geben würde, sie klang dabei aber überhaupt nicht zuversichtlich und hat uns auch nicht angeschaut. Bilder hat sie uns auch keine gezeigt. Das hat mich alles überhaupt nicht überzeugt. Weil Katharina wieder mal nichts gesagt hat, denn es ist ja diese Art von Information, die man als Patientin gern hören will, habe ich dann nachgefragt. Für mich passten die Auskünfte der Ärztin und die Art, wie sie sich verhalten hat, nicht zusammen.“

Silke wurde offenbar von der Klangfarbe der ärztlichen Stimme und dem Vermeiden eines direkten Blickkontaktes beunruhigt. Hinzu kam, dass sie eigentlich erwartet hätte, Bilder der Untersuchung, die die Aussage der Ärztin belegen beziehungsweise stützen, demonstriert und erklärt zu bekommen. Das ist aber nicht passiert. All das transportierte auch ohne Worte eine Information. Silke hatte das Gefühl, die Ärztin wollte irgendwie schnell fertig werden und zum nächsten Thema übergehen. Das wirkte auf sie, als sei etwas nicht in Ordnung. Sie hat also genau das Gegenteil von dem angenommen, was die Ärztin mit Worten gesagt hatte.

Das sei nicht ungewöhnlich, erklärt die Kommunikationswissenschaftlerin Hannawa. Auch hinter fehlendem Verhalten, in diesem Fall also dem Nichtzeigen der Bilder und der Vermeidung des Blickkontaktes, wird eine Botschaft vermutet. Steht eine solche nonverbale Botschaft im Widerspruch zu dem, was gesagt wird, vertrauen die Menschen dem Nonverbalen eher als dem gesprochenen Wort. Dadurch kann es passieren, dass eine fehlende Kommunikation vom Patienten falsch gedeutet wird. Das wollte Silke instinktiv verhindern, denn sie empfand einen Widerspruch und hat aus meiner Sicht genau das Richtige getan. Sie hat nachgefragt und die Ärztin gebeten, genauer zu erläutern, wie sich der Brustkrebs im Vergleich zur letzten Untersuchung entwickelt hat.

„Der Patient muss natürlich immer fragen!“, meint auch Robert, Oles Vater. „Und das muss er sich trauen.“ Das gilt im Übrigen auch für den Arzt, der durch Fragen herausbekommen sollte, ob er Sie richtig verstanden hat. Klingt einfach, ist in der Wirklichkeit des Sprechzimmers aber nicht immer so leicht umzusetzen. Denn nach Annegret Hannawas Einschätzung gibt es zahlreiche Gründe, weshalb man als Patientin oder Patient den Eindruck gewinnen kann, dass es mit dem Nachfragen gerade nicht so gut passt: Der Arzt ist gestresst und hat wenig Zeit, er wirkt abgelenkt oder erscheint so autoritär, dass man von einer Frage lieber absieht.

Diese Haltung vieler Patienten, Ärzte nicht mit zu vielen Fragen belästigen zu wollen, ist auch Marie-Luise Dierks, Professorin für Soziologie und

Psychologie an der Medizinischen Hochschule Hannover, geläufig. Sie leitet die dortige Patienten-Universität, die erste ihrer Art, und betreibt seit vielen Jahren eine intensive Forschung zu Patientensicherheit und -perspektive. Das zögerliche oder gar vollständig ausbleibende Fragen der Patienten steht ihrer Ansicht nach in einem auffallenden Gegensatz zu deren Wunsch, in die Entscheidungen des Arztes eingebunden zu werden. Und dieser Wunsch sei ausgeprägter, als viele Ärzte denken.

Lassen Sie sich nicht entmutigen. Wenn nicht alles, was Ihnen auf dem Herzen lag, bei diesem Besuch geklärt werden konnte, ergibt sich sicher beim nächsten Mal eine Gelegenheit. Aber was besprochen wurde, müssen Sie verstanden haben. Ansonsten ist die Gefahr zu groß, dass Sie sich in Deutungen und Ungewissheiten verlieren. Hier ist im Zweifelsfall weniger mehr.

Bestimmt haben auch Sie schon häufiger die Formulierung gehört: „Haben Sie (noch) Fragen?" Im Grunde ein gutes Gesprächsangebot, wenn es denn ehrlich gemeint ist. Als Franks Urologin diese Frage stellte, war er einfach nicht aufnahmebereit und reaktionsfähig. Das kann passieren. Auch darf eine solche Frage nicht dazu dienen, Aufklärungszeit zu sparen oder Erklärungen von ärztlicher Seite auf ein Minimum zu beschränken. „Haben Sie Fragen?" Darauf hatte Oles Vater, Robert, eine klare Antwort: „Tausend Fragen! Ich finde es schwierig, wenn Ärzte nicht reden und man denen alles aus der Nase ziehen muss. Die relevanten Fragen zu finden und auszusprechen in dem kurzen Zeitraum, den ich mit dem Arzt habe, ist sehr schwierig. In solchen Momenten bestand die Herausforderung für mich darin, dem Arzt zu vermitteln: ‚Nun erzählen Sie doch mal bitte und ich frage nach, wenn ich etwas nicht verstehe.' Viele Fragen, die einem durch den Kopf gehen, bekommt man ja schon beantwortet, wenn der Arzt einfach erzählt. Das, was mir am meisten hilft, ist, dass ich, wenn ich eine Aufklärung bekomme, die Fragen, die sich bei mir ergeben, jederzeit reinsprechen kann."

Da es bei einer Aufklärung häufig um Verständnisaspekte und weniger um Krankheitsverlauf und -verarbeitung geht, ist das Hineinsprechen von Fragen durchaus sinnvoll, solange Sie den Arzt nicht nach jedem Satz unterbrechen. Und falls er Sie nicht ausreden lässt, fordern Sie es ein. Als Patientin oder Patient ausreden zu können und angehört zu werden sollte selbstverständlich sein. Es ist elementar wichtig für diese Beziehung. Aber offenbar sehen das nicht alle Mediziner so. Nur in einem Viertel der Fälle ließen Ärzte ihre Patienten ausreden, nachdem sie den Besuch mit einer Frage wie beispielsweise: „Was führt Sie denn heute zu mir?“ eröffnet hatten. Diese Ergebnisse sind einer Studie von Beckman & Frankel entnommen, die die ersten 90 Sekunden eines Anamnesegespräches untersucht haben. Zwei von drei Patienten wurden bereits nach durchschnittlich 15 Sekunden vom Arzt unterbrochen. In so einem Fall nützt Ihnen dann auch die im ersten Kapitel empfohlene Vorbereitung nicht mehr viel.

Diese beschämenden Zahlen wurden bereits 1984 veröffentlicht, und wer gehofft hat, dass sich die Kommunikationsbereitschaft der Mediziner zwischenzeitlich verbessert hat, wurde von der Wiederholung der Studie 15 Jahre später ernüchtert. Noch immer konnten nur knapp 30 Prozent der Patienten ausreden, die verbleibende Mehrheit wurde durchschnittlich nach 23 Sekunden unterbrochen. Die Zahlen sind umso frustrierender, wenn man bedenkt, dass dieselbe Untersuchung zeigen konnte, dass die Patienten, die ausreden durften, in der Regel nach zwei bis drei Minuten alles gesagt hatten. Zwei bis drei Minuten! Das entspricht in etwa auch meiner Erfahrung bei den meisten Gesprächen.

Es ist also gut möglich, dass Sie an einen Arzt geraten, der Ihnen das Wort abschneidet. Lassen Sie sich das nicht bieten! Es kann immer mal vorkommen, dass Ihr Arzt wenig Zeit hat und versucht, ein Gespräch zügig zu führen. Sollte er Sie jedoch ständig unterbrechen, würde ich überlegen, ob Sie nicht bei einem anderen Kollegen besser aufgehoben sind.

Noch schwieriger wird die Situation, wenn es so abläuft wie in Silkes Schilderung. Viele fremde Wörter prasseln auf einen ein. Da es nicht gelingt, diese Wörter überhaupt zu fassen oder auszusprechen, kann man sie auch nicht wiederholen. Eigentlich möchte man nachfragen, weiß aber nicht wie. Bis zu dem Interview mit Silke war mir dieser Umstand gar nicht richtig bewusst gewesen. Dabei ist es einfach zu begreifen: Spreche ich in einer anderen Sprache, können mich diejenigen, die die Sprache nicht kennen, auch nichts fragen.

Und was machen Sie nun in einer solchen Lage? Aus meiner Sicht hilft nur, wie schon gesagt: den Arzt sofort unterbrechen. Bitten Sie ihn, in einer einfachen Sprache zu sprechen, denn bisher hätten Sie nichts verstanden, da Ihnen die Wörter unbekannt seien. Vielleicht hilft eine kleine Skizze? Vieles lässt sich zwar nur schwer mittels einer Zeichnung wiedergeben, aber zum Beispiel bei einer Operation oder wenn es um die Wirkungsweise eines Medikaments geht, sind solche Visualisierungen oft nützlich. Nehmen wir einmal an, wegen eines Tumors sollen große Teile des Magens entfernt werden. Mit einer kleinen Zeichnung ist viel besser zu verstehen, wo der Darm hinterher neu angenäht wird und wie künftig die Verdauung funktioniert.

Im achten Kapitel, zum Thema Studienteilnahme, werden Sie Frau Wonde noch genauer kennenlernen, die von mir eine neuartige Tablettentherapie für ihren Lungenkrebs erhielt. Nachdem ich zweimal erfolglos versucht hatte, ihr zu erklären, was das Neue an der Wirkweise dieser Therapie ist, fragte sie mich, ob ich es nicht auch aufmalen könne. Da hätte ich auch selbst draufkommen können. Meine Zeichentalente sind ziemlich begrenzt, weshalb ich eine Skizze wohl instinktiv vermieden hatte. Doch obwohl bei der Darstellung der Lungenzelle und der Eiweiße an ihrer Oberfläche ein ziemliches Gekritzel herauskam, ist bei Frau Wonde der Funke übergesprungen. Ihr leichtes Nicken war kaum wahrzunehmen, doch die Falten auf ihrer Stirn waren verflogen. Ich war erleichtert. Wie das Medikament an der Krebszelle ankoppelt und dadurch einen Mechanismus innerhalb der bösartigen Zelle auslöst, der zu ihrer Zerstörung führt, war bei der Patientin offenbar angekommen. Ihre Antwort hatte ich ohne Worte erhalten.

Auch Jule und Robert waren sehr dankbar für die Zeichnungen, die ihnen die Kinderärztin anfertigte, zum Beispiel, als sie Oles anstehende Herzoperation erläutern musste. Jule erinnert sich: „Wenn es darum ging, uns zu erklären, was die Probleme waren, womit mein Sohn gerade kämpfte, was sich davon wahrscheinlich noch wieder gibt und was behandelt werden musste und wie, hat sie ganz oft eine kleine Zeichnung gemacht. Die Zeichnungen haben wir dann immer mitgenommen und die habe ich heute noch. Über denen haben wir beide zu Hause oft noch mal gesessen. Es war so einfacher, sich daran zu erinnern, was die Ärztin gesagt hat."

4

»Die Herausforderung annehmen«

Wie Sie die Zeit nach der Diagnose meistern

Ich habe Krebs. Was für ein Satz. Ein großes Loch, das mich verschlingen will.“ Die Physiotherapeutin hatte recht gehabt, dachte Michael, der „verhärtete Muskel“ war kein Muskel, sondern Krebs. Diese nichtsnutzige, angsteinflößende, bisweilen todbringende Laune der Natur. Die Irrfahrt war zu Ende, doch die Erleichterung blieb aus. Michael hatte ein Schilddrüsenkarzinom.

Darüber, dass er die Diagnose erst durch telefonisches Nachfragen erhalten hatte, verspürte er nicht einmal Wut. Die sollte sich später einstellen. Jetzt war er leer. Kein Gedanke. Kein Gefühl. Nichts. Nur das Loch, das tiefer und irgendwie auch verlockender wurde. Nach dem Telefonat war der Tag schon am frühen Vormittag gelaufen. Er öffnete die Flasche Rotwein, ein Geschenk von Anne aus ihrem letzten Frankreichurlaub, und trank auf nüchternen Magen. Er trank und trank und bemerkte erst beim zweiten Glas, wie sich ein leicht salziger Geschmack unter den Burgunder mischte. Er fing an zu weinen, schluchzte, heulte hemmungslos, nahm den Rest der Flasche und verkroch sich wieder ins Bett.

Eine neue Macht war in sein Leben getreten. Und sie duldete es nicht, unbeachtet zu bleiben, das ahnte Michael. Eine Flut an Gedanken rauschte durch seinen benommenen Kopf. Es waren nur Bruchstücke, sie ließen sich kaum greifen und mussten doch irgendwie geordnet werden. Er hatte Krebs. Das konnte er nicht mehr ändern. Eins aber wusste er: Er wollte mitreden, mitbestimmen. Er wollte etwas tun. Und zwar auch in seiner Beziehung zu den Ärzten, einer Beziehung, die er so gern auf ein Minimum beschränkt oder am liebsten ganz vermieden hätte.

„Kümmere dich um mich!“, forderte die neue Macht und trieb ihn zurück in das Sprechzimmer von Dr. Hill, zurück in diese Werkstatt für menschliche Unfälle, die er von nun an viel häufiger betreten würde als die ölverschmierte Bude seines Kfz-Schlossers, die ihm plötzlich wie ein Ort zum Wohlfühlen vorkam. Da war eine Kupplung schnell repariert. Bei Dr. Hill konnte er nicht einfach im Wartezimmer sitzen und sein Problem erledigen lassen. Michael wurde schlagartig klar, dass die Besuche bei seinem Arzt und dessen Kollegen künftig viel von seiner Zeit in Anspruch nehmen würden. Er würde sich auf eine Beziehung mit diesen Leuten einlassen müssen. Sie würden einander jetzt häufig treffen und miteinander reden, streiten, verhandeln. Dr. Hill, der Michael seine Diagnose so ungeschickt präsentiert hatte, war einer dieser Ärzte. Für Michael würde dieser Name für immer mit dem Tag verknüpft sein, an dem seine Träume in Scherben gingen und die Leichtigkeit seines Lebens abhandenkam.

Michael war nicht der Einzige, der mir erzählte, dass Traurigkeit und Angst ihn überwältigt haben, als er von der Diagnose erfuhr. Im Grunde betraf es alle meine Interviewpartner. Jede unheilvolle Diagnose, ob es sich um eine neurologische, rheumatische oder eine andere schwere Erkrankung handelt, führt zu einer tiefgreifenden Verunsicherung. Ob ein Krebsleiden oder eine Depression: Auf einmal scheinen alltägliche Dinge und Abläufe nicht mehr so vorhersagbar wie gewohnt. Das Gefühl, erst einmal keine Möglichkeiten zu sehen, wie man die neue Situation günstig beeinflussen kann, scheint ein schwarzes Loch zu öffnen. „Man kann sich nicht mehr trauen, man traut dem Körper nicht mehr, man traut sich selbst nicht mehr, man traut sich nichts mehr zu. Die Seele schreit: ‚Was tust du mir an?‘, und dann geht man langsam in ein Schneckenhaus.“ So beschrieb der Theater- und Filmemacher Christoph Schlingensief in einem Interview 2008, knapp zwei Jahre bevor er seinem Lungenkrebs erlag, wie die eigene Unsicherheit zu Beginn der Krankheit sein Selbstvertrauen untergrub.

Eine solche Diagnose kommt wie aus dem Hinterhalt. Ihr auszuweichen gelingt nicht. Also sollte man versuchen, sich ihr zu stellen, die Erkrankung als eine Herausforderung anzunehmen. Irgendwann ist der erste Schock überwunden und es wird einem klar, dass die Krankheit nicht einfach so wieder verschwindet. Aber wie geht's nun weiter? Was kann ich, was muss ich machen? Gibt es überhaupt eine Lösung? Wer unterstützt mich von jetzt an?

Wenn wir kein Bild, keine Vorstellung von dem haben, was uns hilft, die eigene Lage zu verbessern, wenn Hilfe nicht erkennbar oder greifbar ist, brechen Emotionen häufig ungefiltert hervor. Michael hatte zunächst einmal nicht die geringste Ahnung, was nun zu tun war. Das Unbekannte bereitete ihm Angst, die in jeden Winkel kroch. In einer solchen Situation sind Tränen genauso normal wie lautes Gebrüll oder der stille Rückzug in sich selbst. Mein Bruder Frank, in dessen Knochen sich die Metastasen eines aggressiven Prostatakarzinoms ausbreiteten, verstummte förmlich, nachdem er die Diagnose gehört hatte. Erst später, zu Hause im Garten, weit weg vom Sprechzimmer seiner Urologin, hat er dann immer wieder den Himmel und die Bäume und alles andere rundherum angeschrien und stundenlang geweint. Dieses sich überschlagende, immer heiser werdende Gebrüll und sein verheultes Gesicht werde ich nicht vergessen. Es hörte nicht auf. Es war schrecklich.

Von meinem anderen Bruder erinnere ich hingegen keine einzige Träne. Ralf hatte die Gabe, vieles mit sich selbst auszumachen. Er zog sich auch in dem schicksalhaften Moment, als er seine Diagnose erfuhr, einfach in sich selbst zurück. Je stärker das Gefühl, nichts ausrichten zu können, desto heftiger fallen die Reaktionen aus, die wir in solchen Situationen zeigen. Ganz sachlich beschreiben der Psychologe Ernst-Dieter Lantermann und seine Kollegen von der Universität Kassel dieses Phänomen als „Handlungsunsicherheit".

Ob wir zum Beispiel laut werden oder still weinen, hat auch mit individuellen Neigungen und Prägungen zu tun. Unsere Persönlichkeit und Lebensgeschichte bestimmen die Art und Intensität unserer Gefühle in Momenten wie dem Erhalt einer schwerwiegenden Diagnose. Neben der eigenen Ratlosigkeit, was nun zu tun ist, tragen die Unwägbarkeiten, wohin die Lage sich weiter entwickeln wird, zu unserem Unsicherheitsgefühl bei. Dazu kommt noch, dass weder Michael noch meine Brüder noch die meisten anderen Menschen jemals zuvor in einer solchen Situation waren. Sie können also nicht auf Erfahrung zurückgreifen und verfügen zu diesem Zeitpunkt, am Beginn, nur über wenige Informationen. Die genannten Facetten, die dazu beitragen, dass wir uns hilflos fühlen, identifizierte das Kasseler Psychologenteam in einer Studie mit insgesamt tausend Frauen und Männern. Für ihre wissenschaftliche Auswertung hatten die Forscher zufällig ausgewählte Personen per Telefon zu Unsicherheiten in ihrer Lebenssituation befragt.

Es tut weh, scheinbar nichts ausrichten zu können, um dem Schicksal eine positive Wendung zu geben. Man wird vor vollendete Tatsachen gestellt. Peter Tautfest, ein langjähriger Amerika-Korrespondent der *taz,* beschreibt die Auswirkung der Verkündung seiner eigenen Krebsdiagnose durch den Arzt so: „Was er gesagt hat, hat nicht einmal fünfzehn Sekunden gedauert, nicht so lange wie ein Erdbeben in Kalifornien oder Chile und kürzer als der Durchzug eines Tornados in Texas oder eines Hurrikans in Florida. Und doch hat es mein Leben und das meiner Familie für immer verändert – so gründlich wie das Leben eines Erdbeben- oder Sturmopfers."

Nicht nur Patienten, auch die Angehörigen aus dem engeren privaten Umfeld derjenigen, die einen solchen Schicksalsschlag erlitten haben, werden sich mit dem Gefühl der Machtlosigkeit auseinandersetzen müssen. In einer kleinen Geschichte, die ich in der Süddeutschen Zeitung fand, erzählen Sibylle und Uwe, wie sie es erlebten, als Uwes Depression offensichtlich wurde. Da kannten die beiden sich schon fast zwanzig Jahre. „Lange bevor ich wusste, dass Uwe krank ist, hatte ich gespürt, dass bei uns etwas nicht stimmt." Die Depression, auch eines dieser gefürchteten chronischen Leiden, dringt langsam vor und bemächtigt sich der Persönlichkeit des Betroffenen. „Das Schlimmste war", sagt Sibylle, „dass ich nur danebenstehen und zusehen konnte, wie mein Mann zugrunde geht. Egal, was ich tat, es wurde nur noch schlimmer. In dieser Zeit konnte ich mir gar nichts mehr merken und musste mir jede Kleinigkeit aufschreiben. Ich funktionierte nur noch auf Autopilot." Das Gefühl der Machtlosigkeit ist auch für Angehörige quälend und zutiefst verunsichernd. Das hat Sibylle genauso erlebt wie Silke, die Katharina zur Gynäkologin begleitete, genauso wie ich selbst und wahrscheinlich alle, die mit der schweren Diagnose eines Angehörigen konfrontiert sind.

Michael konnte seine Krebserkrankung nicht zurückgeben. Er hatte sich diese Krankheit nicht ausgesucht. Unfreiwillig war er in dieser schicksalhaften Situation gelandet und konnte nun die anstehenden Therapien und Arztbesuche nicht einfach ausblenden. Die Unvermeidbarkeit einer Beziehung zu seinen Ärzten wurde auf einmal konkret. Es wird Ihnen ähnlich gehen, wenn Sie in eine solche Lage geraten: Durch das Aussprechen der Diagnose beginnt eine neue Lebensphase. Und in dieser wird der Umgang mit Medizinern eine wichtige Rolle spielen. Zwischen Ihnen und Ihrem Arzt startet ein gegenseitiger Lern- und Erfahrungsprozess.

An diesem Punkt fangen Sie an zu sammeln. Sie sammeln gute und schlechte Erfahrungen, Informationen über Ihre Erkrankung und die Tücken des Ablaufs in einer Arztpraxis. Sie entwickeln fast nebenbei ein Gefühl für die beste Strategie, um von Ihrer Ärztin das jeweils Gewünschte zu bekommen: Mal eine Erklärung, manchmal Trost, dann soll sie einfach mal nur zuhören oder Ihre Angehörigen beruhigen. Sie werden immer besser mit

Ihren Beobachtungen und können diese einordnen. Sie werden sicherer im gesamten Umgang mit der neuen Lebenssituation. Das bedeutet nicht, dass keine Tränen mehr fließen, dass es keine Tage mehr gibt, an denen Sie verzweifelt sind. Aber eine gewisse Routine stellt sich ein, die immer reibungsloser abläuft.

Es lohnt sich, auf neu erworbene Kompetenzen und errungene Erfolge zu schauen. Auf das, was man geschafft hat. Hätten Sie gedacht, dass Sie so zielstrebig durch diese Krise marschieren? Die regelmäßigen Therapietermine sind so in den Alltag integriert, dass Zeit für die Familie, die geliebte Arbeit im Garten und kleine Ausflüge bleibt. Seitdem Sie Ihrem Partner gesagt haben, dass er Sie doch bitte zu jeder Kontrolluntersuchung begleiten möchte, ist die Angst davor zwar nicht weg, aber Sie sind ruhiger und das Herz schlägt nicht mehr bis zum Hals. Überhaupt ist der Austausch zu Hause hilfreich, auch weil Sie klarmachen können, was Ihnen guttut und was nicht. Sie finden Unterstützung.

Die Diagnose hat eine handfeste Lebenskrise ausgelöst. Sie suchen in dieser Situation nach allem, was, und jedem, der Sie unterstützen kann. Und in der Regel werden Sie viel Hilfe in unterschiedlichster Form erhalten. Da sind Freunde, die Familie, Ärztinnen und Ärzte, Pflegepersonal, Mitpatientinnen, das Internet und natürlich die Partnerin oder der Partner oder auch die Selbsthilfegruppe. „Einfach nur mal reden, über die eigenen Ängste sprechen und mehr Informationen, ganz konkrete Informationen bekommen. Einfach mal hören, wie andere das so machen. Immer wieder gibt es auch Traurigkeit und Enttäuschung, auch über die Ärzte. Die sehen oft nur die Krankheit im Menschen, aber nicht den Menschen in der Krankheit." Renate Götz sagt das nicht so dahin, sondern sie weiß genau, wovon sie redet. Seit vielen Jahren leitet sie eine Selbsthilfegruppe für Betroffene, die an einem Systemischen Lupus Erythematodes (SLE) erkrankt sind, und deren Angehörige.

Häufig sind es Frauen, die unter den Beschwerden dieser schubweise verlaufenden Autoimmunerkrankung leiden. Diese Art Rheuma kann alle

Organe betreffen, sie durch Entzündung schwer schädigen und auch zerstören. Lebenslang benötigt man starke Medikamente. Im Schub kommen ausgeprägte Abgeschlagenheit und Müdigkeit hinzu, was undramatischer klingen mag, als es in Wirklichkeit ist. Stellen Sie sich einmal vor, Sie hätten eine schlimme Erkältung und wollen einfach nur ins Bett. Keinen sehen, Decke über den brummenden Kopf und Ruhe. Nach zwei Wochen ist das in der Regel vorbei und es zieht sie zurück in den quirligen Alltag. Beim Systemischen Lupus dauern solche Phasen oft viel länger und kommen immer wieder. Das zehrt die Patientinnen aus. Dazu zwingt der schubweise Verlauf sie immer wieder ins Sprechzimmer.

„Das Bedürfnis, sich gegenseitig Mut zuzusprechen, ist da schon riesig", erzählte mir Frau Götz. „Es ist etwas ganz anderes, wenn sie sich mit Leuten unterhalten, die alle in einer ähnlichen Situation sind, die alle dieselbe Erkrankung haben. Sie wissen, was gemeint ist, verstehen sich und können sich dann auch sinnvoll unterstützen. Der Arzt kennt die Theorie, aber in der Regel weiß er nicht, wie es sich anfühlt. Da gibt es auch natürliche Grenzen des Verstehens und Sich-Einfühlens. Das ist klar. Geborgenheit zu empfinden ist in der Gruppe viel einfacher. Deshalb gelingt es uns ganz oft zu ermutigen. Die schwierigen Strecken müssen ja irgendwie durchgestanden werden."

Überzeugend fand ich in dem Gespräch mit Frau Götz, wie es den Menschen einer Selbsthilfegruppe gelingt, füreinander da zu sein. „Eine unglaubliche Bereicherung ist es, dass fast immer jemand aus der Gruppe erreichbar ist, wenn man sich wirklich schlecht fühlt oder es brenzlig wird. Eine Chatgruppe, so einfach ist das. Dieser Jemand ist kein Unbekannter und weiß sofort, worum es geht." Eine solche spontane und emotionale Unterstützung bekommen sie bei einer Arztpraxis nicht hin. Da arbeitet abends um neun niemand mehr und diese Art von Unterstützung ist auch nicht die vorrangige Aufgabe der Praxis. Eine Selbsthilfegruppe kann hier eine Leerstelle füllen, gerade auch, wenn es keine Freunde oder Angehörige gibt, auf die man sich stützen kann oder wenn diese nicht erreichbar sind.

Und es werden praktische Erfahrungen weitergegeben. In einer solchen Gemeinschaft tauscht man sich auch ganz konkret über einzelne Ärzte aus. Darüber, was die so draufhaben, wie sie mit einem umgehen und ob die Schwestern einem schon beim Betreten der Praxis das Gefühl geben, willkommen und aufgehoben zu sein. Eine Art Ärzteportal live, wenn Sie so wollen. Eine Selbsthilfegruppe kann also definitiv eine Bereicherung sein. Falls Ihre Ärztin keinen Tipp hat, finden Sie sicher etwas im Internet. Natürlich ersetzt eine solche Gruppe nicht die Konsultation mit einem Mediziner, aber sie kann Stimmungen auffangen. Vielleicht finden Sie Erklärungen, die Ihnen helfen. „Einige kommen nur, um ein paar Erfahrungen zu hören und um sich Informationsmaterial zu holen. Das ist völlig okay. Ich empfehle jedem Betroffenen, einmal eine Selbsthilfegruppe auszuprobieren. Falsch machen kann man dabei nichts und vielleicht nimmt man schon bei einem einzigen Besuch einen kleinen Krümel mit, der einen irgendwie weiterbringt."

Eine chronische, potenziell tödliche Erkrankung ist eine Dauerbelastung. Sich längerfristig in sein Schneckenhaus zurückzuziehen sei falsch, das hat Christoph Schlingensief nach eigener Aussage gelernt. Man müsse rausgehen und würde dann auch Verbündete finden. Die Selbsthilfegruppe ist da nur ein Beispiel. Ganz häufig fängt es schon im Therapieraum Ihrer Praxis, bei den Mitpatienten an. Da sitzen die „alten Hasen", die schon einiges erlebt und durchgemacht haben, direkt neben denen, die zum ersten Mal da sind. Gänzlich ungewollt ist man Teil dieser Gemeinschaft geworden, die nur ein Ziel hat: bestmöglich durch die Krankheit zu kommen. Das gemeinsame Ziel lässt einander näher zusammenrücken. Hier werden Tipps für die Nebenwirkungen der Therapie, über Eigenheiten des Arztes und ganz Privates ausgetauscht, denn schließlich sieht man sich nun regelmäßig.

Nicht jede Mitpatientin ist dabei zum Plaudern aufgelegt und nicht jeder Mitpatient verströmt Optimismus. Das werden Sie schnell herausbekommen. Vielleicht sitzen Sie selbst ja auch lieber mit Kopfhörern da und ziehen sich in die eigene Welt zurück. Aber: Die anderen Patienten sind eine Quelle für

Informationen, die Ihre Freunde nicht haben, und nicht selten wird die Zeit im Gespräch miteinander schneller vergehen. Während die Infusion vor sich hin tropft, wird geredet im Therapieraum. Ich bin zwar selbst meist nicht dabei, aber in der Sprechstunde wird alles Mögliche wiedergegeben, was man von den Mitpatienten gehört hat: alternative Medikamente und Behandlungsformen, Ideen für die Ernährungsumstellung oder Tipps für die berufliche Wiedereingliederung. Und es folgt die Frage: Wäre das nicht auch was für mich? Manchmal ist die Antwort offensichtlich, ein anderes Mal wird länger diskutiert. Aber ich bin froh über diese Fragen. Und auch über all die Dinge, die zwischen den Patienten im Behandlungsraum ausgetauscht werden, die ich aber garantiert nie erfahre. Sie reden mit anderen über Ihre Krankheit und das ganze Drumherum, und sei es ein noch so kleiner Aspekt. Sie setzen sich aktiv mit Ihrer Erkrankung und der neuen Lebenssituation auseinander, und das ist wichtig. Ich bin überzeugt, dass es Ihnen mehr hilft, als sich zu verkriechen.

Durch einen aktiven Umgang mit der neuen Lebenssituation gelingt es vielen Menschen, die Unsicherheit, die sie anfangs im Griff hatte, zurückzudrängen und ein Stück weit wieder die Hoheit über das eigene Leben zurückzugewinnen, schreibt Lantermann. Michael wollte sich im ersten Moment einfach nur ablenken und den Gedanken an die gefährliche Krankheit, die sich bei ihm eingenistet hatte, verdrängen. Der Rotwein erschien ihm dafür gerade richtig. Das war aber offenbar nur der erste Schock. Denn er wollte keinesfalls kampflos aufgeben und fand hierbei in Anne eine große Unterstützerin. Wenn er es wollte, hat sie ihn praktisch immer zu den ungeliebten Arztbesuchen begleitet. Und von denen standen noch einige an. Letztlich hat Michael sich für den aktiven Weg entschieden, auch wenn er zunächst nur das große schwarze Loch gesehen hat.

Das sagt sich so einfach, werden Sie vielleicht denken: sich vor diesem Riesenproblem, das ungefragt in Ihrem Leben aufgetaucht ist, nicht wegzuducken. Vielleicht würden Sie viel lieber auf Tauchstation gehen und sich von der Welt abschotten. Was ist der richtige Weg? Ich selbst kann dazu letztlich kein Urteil abgeben, weil ich zwar die Herausforderungen und Wünsche eines Angehörigen kenne, aber selbst nicht betroffen bin. Ich wüsste nicht, wie ich mit einer eigenen schwerwiegenden Diagnose umgehen würde. Es soll hier also nicht der Eindruck entstehen, ich wollte kluge Ratschläge geben, was in dieser oder jener Situation das Beste sei. Das kann ich gar nicht und es stünde mir auch nicht zu. Vielmehr möchte ich versuchen, die positiven Erfahrungen weiterzugeben, die ich als Angehöriger und auch als behandelnder Arzt selbst gemacht oder von denen ich in den Interviews gehört habe. Meine Hoffnung dabei ist, dass Ihnen der eine oder andere Gedanke in der Situation, in der Sie sich befinden, weiterhilft.

Nicht jeder hat die Energie, sich nach dem anfänglichen Schock, den wohl alle nach einer niederschmetternden Diagnose erleben, wieder aufzurappeln und die eigenen Kräfte zu mobilisieren. Erinnern Sie sich noch an den Besuch von Katharina bei ihrer Gynäkologin, bei dem es um nicht gezeigte Untersuchungsbilder ging? Während ihre Begleitung offenbar nicht einverstanden war mit dem, was den beiden da präsentiert wurde, hat Katharina die positiv klingenden Aussagen der Ärztin lieber nicht infrage gestellt und eventuelle Ungereimtheiten lieber auf sich beruhen lassen. Ich kann Katharinas Reaktion nachvollziehen: bloß keine schlafenden Hunde wecken … Die Wissenschaftler um Lantermann raten in einer schwer belastenden Lebenssituation allerdings ganz klar zum Handeln. Ihnen zufolge ist ein defensiver, eher sich selbst schützender Umgang, der beispielsweise durch Verdrängen, Bagatellisieren oder Ablenkung charakterisiert ist, in der Folge mit größeren psychischen Belastungen verbunden als das aktive In-die-Hand-Nehmen.

Manchmal gelingt es, solche defensiven Muster aufzubrechen. Katharina war wirklich sehr glücklich, dass Silke so fest an ihrer Seite stand, ihr immer wieder Mut zusprach oder die richtigen Fragen stellte. Im Interview schilderte mir Silke, wie Katharina später, beim ersten Termin mit einer neuen Onkologin, ihre Geschichte in der für sie anfangs typischen Art erzählte. Nämlich in etwa so, als würde sie von einem etwas blöd gelaufenen Urlaub berichten, so als hätte sie mit der ganzen Sache eigentlich nicht wirklich etwas zu tun. Die Onkologin guckte völlig erstaunt und fragte zunächst Silke: „Erzählt sie das immer so?“, woraufhin Silke nickte. An Katharina gewandt: „Gibt es denn eigentlich auch mal Wut?“ „Nö“, meinte Katharina. „Aber wenn ich Ihre Geschichte so höre, da muss doch irgendwo mal Wut auftauchen.“ „Naja, es hilft mir ja auch nicht weiter, wenn ich mich aufrege.“ Anscheinend gab es da also doch etwas, es wurde nur nicht ausgesprochen oder gezeigt. „Wissen Sie was, ich stelle mich jetzt hier zur Verfügung, damit Sie Ihre Wut mal rauslassen.“ Die Chance hat Katharina dann ergriffen. Es war wie ein Stöpsel, der gezogen wurde, meinte Silke. Offenbar eine tolle Ärztin, die nicht nur die medizinische, sondern die gesamte Situation gesehen und den richtigen Ton getroffen hat.

Was bei Katharina folgte, war zunächst eine Phase stark schwankender Emotionen, in der sie sich immer wieder mit ihrer eigenen Angst konfrontiert sah. Das war anfangs nicht leicht, hatte sie diese Auseinandersetzung bisher doch erfolgreich vermieden. Aber in der Folge konnte sie die Unterstützung, die ihr von dieser Ärztin angeboten wurde, annehmen. Sie hatte eine weitere Verbündete gefunden, die bereit war, mit ihr gegen den Brustkrebs zu kämpfen, und ihr die Kraft gab, ihre bisherige passiv-resignative Haltung aufzugeben.

In diesem Fall war es die Ärztin, die Katharina aus ihrem Loch geholfen hat. Sie als Angehörige können das genauso. Befreien Sie Ihren Freund, Ihre Liebste, Ihr Kind aus diesem Schneckenhaus. Lassen Sie nicht zu, dass sich zu Hause alle immer weiter zurückziehen. Wichtig ist, weitere Menschen einzubinden, die der Betroffenen, dem Patienten nahestehen und sich in ihrer Unterstützung für die jeweilige Person ergänzen beziehungsweise abwechseln können. In dieser Hinsicht war die neue Ärztin auch für Silke eine wichtige Hilfe. In einer solchen Situation brauchen jede und jeder so viel Beistand wie nur möglich – und zwar für einen längeren Zeitraum. Sie haben schon einige Unterstützer kennengelernt: Silke für Katharina, Anne als Begleitung für Michael, mich für meine Brüder. Es soll hier jedoch nicht der Eindruck entstehen, als hätten jede Patientin und jeder Patient nur eine zentrale Person, die ihr oder ihm zur Seite steht. In den meisten Fällen werden es glücklicherweise mehrere Menschen sein. Eine möglichst breit gefächerte Unterstützung versetzt die Betroffenen in eine bessere Lage, mit der eigenen Erkrankung umzugehen: Die Gefahr, dass diese Unterstützung einmal ausbleibt, dass sie abnimmt oder gar versiegt, ist geringer.

Welche Folgen eine schwindende soziale Unterstützung auf das seelische Wohlbefinden haben kann, lässt sich in einer Untersuchung der amerikanischen Kent-State-Universität nachlesen. Stevan Hobfoll und seine Kollegen befragten dabei über 700 alleinstehende junge Frauen, die mit sehr eingeschränkten finanziellen Möglichkeiten zurechtkommen mussten. Neben der Anzahl der unterstützenden Personen wurde dabei auch das Befinden erfragt. Dasselbe Interview wurde ein Dreivierteljahr später wiederholt, um mögliche Veränderungen zu erfassen. Es zeigten sich beträchtliche Unterschiede. Diejenigen Frauen, die innerhalb dieser neun Monate ihre soziale Unterstützung ausbauen konnten, entwickelten erheblich seltener eine Depression. Nahm die soziale Unterstützung ab, traten im Vergleich zur erstgenannten Gruppe insgesamt viel häufiger depressive Symptome sowie Wut und Verdruss gegenüber dem Leben auf. Nun bezieht sich diese explorative Studie nicht auf eine konkrete Erkrankungssituation, aber sie gibt einen wissenschaftlichen Beleg für die leicht nachvollziehbare Tatsache, dass abnehmende soziale Unterstützung sehr wahrscheinlich zu Problemen für die betroffene Person führen wird. Dabei ist nicht nur die Anzahl der Unterstützer wichtig, auch die verfügbare Zeit, der Grad der Zuwendung und die Art der Hilfe bestimmen, wie deutlich die Betroffenen eine Entlastung erleben.

Die Anforderungen und Aufgaben, denen man als Angehöriger einer chronisch kranken Person gegenübersteht, erfordern Energie und Ausdauer. Deshalb war Silke sehr froh darüber, dass sich durch die neue Ärztin die Hilfe für ihre Freundin nun auf mehrere Schultern verteilte. Unterschätzt man den Umfang und die Dauer, über die Mithilfe gebraucht wird, besteht die Gefahr, dass man sich übernimmt. Auch wenn man sehr gern mehr geben möchte, sind manchmal die eigenen Ressourcen erschöpft. Als Angehörige sollten Sie daher achtsam mit sich selbst sein. Versuchen Sie, Belastungsgrenzen rechtzeitig zu erkennen. Hören Sie Leuten, die Sie gut kennen, zu, wenn diese Sie darauf ansprechen. Nehmen Sie das ernst. So vermeiden Sie es, in eine Lage zu geraten, in der Sie die Unterstützung, die Sie Ihrem Partner, Ihrem Kind oder der Freundin zukommen lassen möchten, einfach nicht mehr leisten können.

Anne, Michaels persönliche Sprechzimmerbegleitung, machte sich über Belastungsgrenzen, zeitliche Ressourcen oder dergleichen erst einmal wenig Gedanken. Es ging ja auch gerade erst los mit der „Nachtseite des Lebens“, wie Susan Sontag Krankheit einmal genannt hat. Sie war jetzt für Michael da. Nun, da klar war, dass Michael einen bösartigen Tumor der Schilddrüse hatte, lernte auch sie die Namen alchemistisch klingender Blutwerte wie Calcitonin und Thyreoglobulin und zeigte wenig Verwunderung, als der Radiologe nicht zögerte, Unmengen von Röntgenstrahlen und Magnetfelder einzusetzen, um Michaels Körper virtuell in ganz dünne Scheiben zu schneiden. Als nun jeder Winkel seines Körpers ausgeleuchtet schien, war klar: Der nächste Gang führt zum Chirurgen.

Zwar zeigte sich Michael im Nachhinein nicht sonderlich zufrieden mit der getroffenen Wahl des Operateurs, aber die Krebsgeschwulst war raus. Allerdings war das nur ein erster Schritt, wie er bald lernen sollte. Der ganze Hals musste noch bestrahlt werden, um ein Wiederauftreten des Tumors möglichst zu verhindern. Das bedeutete, über mehrere Wochen lang an fünf aufeinanderfolgenden Tagen in einen schmucklosen Keller hinabzusteigen. Dort fixierte ihn die Assistentin mit einer eigens angefertigten, starren Maske so, dass die unsichtbaren Strahlen möglichst wenig Schaden am gesunden Gewebe anrichten konnten. Den dortigen Arzt bekam er während der ganzen Zeit fast nie zu Gesicht.

„Dass ich den Chirurgen nur kurz vor der Operation sprechen kann, war mir ja klar. Allerdings hätte ich vom Strahlenarzt schon erwartet, dass er mich zumindest einmal in der Woche trifft. Ich hatte ja eine längere Behandlung. Vielleicht hatte der die Beschwerden über einen wunden Mund und Probleme beim Schlucken auch schon zu oft gehört. Ich fand das jedenfalls enttäuschend. Dass ich die Strahlen nicht sehen oder spüren konnte, aber einen zunehmend trockenen Rachen und Probleme beim Essen bekam, hat mich sehr verunsichert. Darüber hätte ich gern mit ihm während der Behandlung gesprochen und nach Möglichkeiten gefragt, um die Beschwerden zu lindern. Und nicht erst am Ende der Bestrahlung."

Ich habe bei Michael nachgehakt: Hatte er zwischenzeitlich um ein Gespräch gebeten oder einfach abgewartet? Er habe gedacht, es hätte alles so seine Richtigkeit, deshalb hat er nicht nach dem Arzt gefragt. Vielleicht wollte er auch nur möglichst schnell wieder ans Tageslicht. Nun bin ich kein Strahlentherapeut und kenne die dortigen Abläufe nicht genau, aber eine kurze wöchentliche Visite mit dem behandelnden Arzt, gerade wenn Nebenwirkungen auftreten, sollte drin sein. Da kann ich Michael nur zustimmen. Im Gegensatz zu ihm hätte ich aber auf jeden Fall ein Gespräch mit dem Verantwortlichen eingefordert. Treten während einer Behandlung Beschwerden auf, gibt es für den Arzt kein Argument, für Sie nicht ansprechbar zu sein. Es ist seine Pflicht, Sie zu untersuchen und so den Beschwerden auf den Grund zu gehen.

Von einigen denkwürdigen Situationen und Begegnungen, die Silke und Katharina erlebten, habe ich schon berichtet. Der Strahlentherapeut war in der Riege von Katharinas behandelnden Ärzten eine erfreuliche Abwechslung. Er war Katharina gegenüber offen und zugewandt. Er legte die Bestrahlungstermine so, dass die sich gut mit dem Zeitplan der kleinen Tochter vereinbaren ließen und – er verbreitete Optimismus. „Der Arzt hatte etwas Menschliches, was mir vielleicht deshalb besonders im Gedächtnis geblieben ist, weil es so ein Kontrast war zu diesem neonbeleuchteten, fensterlosen Raum, in dem er, selbst blasser als die Wand, arbeiten musste. Ich finde es erschreckend, was Ärzten teilweise zugemutet wird. In so einem Kellerzimmer, das sich durch das künstliche Licht total kalt anfühlt, könnte ich nicht jeden Tag arbeiten."

Lassen Sie sich nicht von einer unbehaglichen Umgebung oder einem wortkargen Assistenten davon abbringen, wichtige Fragen direkt an die Ärztin oder den Arzt zu stellen. Ihre Mitarbeit ist an dieser Stelle sehr wichtig. Nehmen Sie Ihren Teil der Verantwortung in der Beziehung wahr und geben Sie zu erkennen, wenn es Ihrer Meinung nach ein Problem gibt. Jucken, Unwohlsein, Kopfschmerzen – egal. Sind Sie beunruhigt, melden Sie sich! Ob es sich eher um eine Kleinigkeit oder einen Umstand handelt, der weiteres Handeln erfordert, werden die Kollegen einschätzen und es Ihnen hoffentlich gut erklären.

Aus seinen Erfahrungen im Bestrahlungskeller hat Michael gelernt. Die Zeit hat ihm nicht gutgetan. Seitdem informiert er sich umfassender, er redet mit und fragt kritisch nach. So, wie er es sich eigentlich von Anfang an vorgenommen hatte. Inzwischen nennt sein behandelnder Arzt ihn immer mal wieder „Doc Hanson", weil Michael auch nicht davor zurückschreckt, seine persönlichen Interpretationen zu den Dingen kundzutun. Ob sein Arzt das nun ironisch oder wertschätzend meint, vermag ich nicht zu sagen. Michael jedenfalls findet das absurd und kann es nicht leiden, da er dahinter eher Spott als Anerkennung vermutet.

Er lebt inzwischen seit mehr als zehn Jahren mit seiner Diagnose, hat viele Ärzte gesehen, gute und auch solche, die er nur einmal traf. Über die Zeit ist Michael im Umgang mit der Erkrankung souveräner geworden. Was nicht heißt, dass diese neu gewonnene Souveränität sein Gefühl der Unsicherheit ganz beseitigt hätte. Trotzdem rät er jedem in einer vergleichbaren Situation, selbst aktiv zu werden. Nur indem man aktiv mitgestaltet, ergibt sich die Möglichkeit, Selbstvertrauen und Optimismus zurückzugewinnen. Das Gefühl, selbst mitzubestimmen, ist wichtig, damit man sehen kann, dass sich durch das eigene Handeln etwas Gutes erreichen lässt. Dann kann man die eigenen Erfolge, auch wenn sie einem bescheiden vorkommen, angemessen feiern, vielleicht sogar mit einem guten Glas Rotwein. Man muss aktiv mitdenken, meint Michael, schon allein, um das Handeln der Ärzte zu überprüfen. Mitzugestalten sei vor allem wichtig, um der Abhängigkeit, in der man sich als Patient zwangsläufig befindet, etwas entgegenzusetzen.

5

»In rosa Watte gepackt zu werden wäre schön«

Hilfe durch die Angehörigen

Auf dem Weg zu ihrem Platz am Fenster stützte sie sich mit einer Hand an den Rückenlehnen der Nachbarsitze ab. Die Stewardess versuchte ihr auf der anderen Seite Halt zu geben. Es war Jahre her, dass sie zuletzt ein Flugzeug bestiegen hatte. Als die Flughöhe erreicht war, genoss sie die Sicht aus dem kleinen Fenster. Die Sonne strahlte hell über der Wolkenschicht. Die endlose Weite hatte etwas Leichtes. Von der Seite beobachtete ich, wie ihr Blick in dieser Ferne versank. Was sich in ihrem Herzen abspielte, konnte ich nicht sehen. Die Morphintabletten hatte sie genommen, so wie jeden Morgen. Sie halfen, den durch die Osteoporose verursachten Rückenschmerzen ein wenig zu entkommen. Vor ihr lag ein ungewöhnlich anstrengender Tag. Mehrere Stunden nacheinander auf den Beinen zu sein ermüdete sie.

Was Schmerzen sind, wusste sie nach zahlreichen Wirbelbrüchen nur zu gut. Und was die Metastasen in den Knochen ihres mittleren Sohnes anrichteten, konnte sie sich besser vorstellen, als ihr lieb war. Ohne zu zögern hätte sie alles hergegeben und sein Leiden auf sich genommen, wenn er dadurch nur hätte gesund werden können. Mit über achtzig Jahren war sie die Älteste der kleinen Reisegruppe. Drei Menschen, drei Generationen auf dem Weg nach Zürich. Offenbar hatte sie schon zu viel erlebt. Es verirrte sich keine Träne in ihr Gesicht. Ihr Blick war traurig, auch enttäuscht und doch irgendwie stark. Diesen Ausdruck hatte ich auf dem Gesicht meiner Mutter noch nie gesehen. Es war Ende Oktober, und zusammen mit Franks Tochter Nele waren wir auf dem Weg ans Krankenbett meines Bruders.

Frank lebte seit einigen Jahren mit seiner Freundin in der Schweiz. Stefanie war seit seiner Diagnose eine echte Stütze für meinen Bruder gewesen. Bei jedem Arzttermin war sie mit dabei. Sie telefonierte, schrieb und regelte sämtliche Formalitäten mit der Krankenkasse, kümmerte sich um die alltäglichen Dinge im Haus. Sie hielt Frank den Rücken frei, damit er sich auf die Therapie konzentrieren konnte. Gab es gute Momente, konnten beide das gemeinsam genießen. Stefanie hatte Frank auch darin bestärkt, solange weiter arbeiten zu gehen, wie er das körperlich schaffte. Sie hoffte, dass er dadurch auf andere Gedanken käme, raus aus der ständigen Grübelei, die langsam, aber sicher auf die Stimmung schlug.

Als die beiden im Frühjahr bei mir zu Besuch gewesen waren, konnte Frank zwar bereits nicht mehr arbeiten, kam aber mit starken Schmerzmitteln im Wesentlichen gut durch den Tag. Stefanie und ich unterhielten uns gerade über ihre Erlebnisse auf der Tour quer durch Deutschland, da unterbrach ein Schrei aus dem Badezimmer unser Gespräch. Wir fanden Frank auf dem blutverschmierten Boden sitzend. Die Tränen in seinen Augen waren nicht zu übersehen. Mein „Was ist los?" hing unbeantwortet in der Luft. Er schaute Stefanie an und streckte ihr den rechten Arm entgegen, als Zeichen, ihm auf die Beine zu helfen. Es war ein Reflex gewesen, dass wir beide losgerannt waren, aber jetzt, im Bad, fühlte ich mich irgendwie fehl am Platz. Ich ließ die beiden in ihrer vertrauten Zweisamkeit allein.

Einige Zeit später kamen sie zurück auf den Balkon. Ich sagte nichts und fragte nichts, obwohl ich natürlich wissen wollte, was passiert war. Mein

Bruder begann dann von allein zu erzählen, indem er sich über die „ätzenden Morphinpillen“ beschwerte. Offenbar waren sie die Ursache für einen extrem harten Stuhlgang gewesen, eine der typischen Nebenwirkungen, wodurch es zu einem Einriss im Bereich des Darmausgangs gekommen war. Das muss höllisch wehgetan und auch kleinere Blutgefäße verletzt haben.

An diesem Nachmittag ist mir bewusst geworden, was es bedeutet, als Angehöriger einen schwer kranken Menschen zu betreuen. Sie haben einen Vollzeitjob. Jeden Augenblick kann eine Situation entstehen, in der Sie gebraucht werden. Dabei ist Hilfe beim Aufstehen zu leisten noch der einfachere Teil. Meinem Bruder wieder auf die Beine zu helfen wäre für mich leichter gewesen als für Stefanie. Aber sämtliche seiner Blicke und Gesten waren auf sie gerichtet. Er vertraute ihr und wusste, dass sie ihm helfen würde. Während seiner Krankheit konnte er sich stets auf Stefanie verlassen. Sie würde schon eine Lösung finden. Sein Vertrauen hat die Reaktionen wie von selbst geleitet. Ohne großes Nachdenken hat er ihr den Arm entgegengestreckt in dem sicheren Wissen, dass sie ihm aufhelfen würde. Stefanie wurde für Frank ganz selbstverständlich zum Anker, zum wichtigsten Bezugspunkt, und zwar völlig unabhängig davon, was gerade die Aufgabe war. Mein Bruder war ein kräftiger Typ, und so musste Stefanie vermutlich ihre ganze Kraft einsetzten, um ihm das Aufstehen zu ermöglichen.

Ich habe an diesem Nachmittag auch verstanden, wie anstrengend es sein musste, Franks Stimmungsschwankungen auszuhalten. Wahrscheinlich war das für Stefanie die größte Herausforderung: immer wieder Traurigkeit und Verzweiflung auffangen, immer wieder ermutigen und Hoffnung machen. Die beschriebene Episode war ja nur ein kleiner Moment in Franks Krankengeschichte, aber von solchen kleinen Episoden gab es sehr viele.

Für Sie als Angehörige ist die neue Rolle eine Dauerbelastung. Nach meiner Erfahrung sollten Sie gleich zu Beginn versuchen sich darüber klar zu werden, ob und in welchem Umfang Sie eine Unterstützung leisten wollen und können. Und organisieren Sie diese gut. Fangen Sie nicht erst an, über Möglichkeiten der eigenen Entlastung nachzudenken, wenn Sie buchstäblich zusammenklappen, weil die tägliche Pflege und der ununterbrochene psychische Stress zu viel geworden sind. Achten Sie auf sich und verteilen Sie die Aufgaben auf mehrere Schultern. Auch empfinde ich es als wichtig und richtig, die eigenen Bedürfnisse ernst zu nehmen.

Sie haben sich entschieden, auch in der Krankheit für Ihren Partner weiterhin da zu sein. Vermutlich stand das nie infrage, sondern war eine Selbstverständlichkeit für Sie, auch nachdem Ihnen klar wurde, dass sich das Leben grundlegend und dauerhaft geändert hat und die entbehrungsreiche Zeit, die vor Ihnen liegt, noch viele Monate oder gar Jahre andauern kann. Nicht alles, was Sie versuchen, wird auf Anhieb gelingen. Das ist aus meiner Sicht völlig normal. Ich wollte Frank nach seiner Diagnose irgendwie trösten und habe ihm von den neuesten Möglichkeiten der Behandlung erzählt. Ich wollte ihm eine Perspektive aufzeigen. Das war zu dem Zeitpunkt vollkommen falsch. Er hat mich fortgeschickt. Ich hätte überhaupt keine Ahnung, wie sich das anfühlt, wenn man gesagt bekommt, dass das Leben mit Anfang vierzig eigentlich schon gelaufen sei. Wie solle er denn neuen Behandlungen irgendetwas Positives abgewinnen, wenn er bisher nicht einmal darüber nachdenken musste, sich überhaupt irgendeiner Behandlung für irgendeine Erkrankung zu unterziehen. Es war zu früh für eine solche Diskussion – so kurz nach der niederschmetternden Diagnose.

Genauso nach hinten losgegangen ist im späteren Verlauf mein Versuch, Frank zu einer Teilnahme an einer Therapiestudie zu ermutigen. Seine Gefühle der Hilflosigkeit und der Ungerechtigkeit, dass ihn diese Krankheit getroffen hatte, erzeugten Verzweiflung und Wut. Und diese Emotionen brauchten ein Ziel, das war mir irgendwie klar. Die Erkrankung selbst kann dieses Ziel nicht sein. Als Angehöriger oder auch als Arzt gerät man da schnell in den Fokus. Während der Arzt aufgrund seiner Rolle und Funktion in gewisser Weise geschützt ist und deshalb von ihm ein professioneller Umgang erwartet werden kann, sind Sie als Angehöriger ganz nah dran. Da ist es oft viel schwieriger auszuhalten, wenn einen Gefühlsausbrüche treffen. Solche Rückschläge in der Rolle als Angehöriger gehören dazu.

Ich habe versucht, aus diesen Situationen zu lernen und es später irgendwie besser zu machen, indem ich mich gefragt habe, welche meiner Aktionen und Verhaltensweisen Frank nicht guttaten. Ich wollte mir zumindest erst einmal bewusst machen, warum jetzt Traurigkeit und Frust aufgekommen waren. Gehen Sie in solchen Fällen nicht zu hart mit sich selbst ins Gericht. Seien Sie nicht nur nachsichtig mit Ihrem Angehörigen, sondern auch mit sich selbst. Am Anfang der Begleitung meines Bruders war ich häufig überfordert. Fortschritte habe ich erst gemacht, als es mir gelang, Situationen, die aus dem Ruder liefen, zu hinterfragen. Was hat ihn jetzt verletzt, was hat mich selbst getroffen? War es der falsche Ton oder der falsche Zeitpunkt? Hatte ich unrealistische Erwartungen an ihn oder er an mich?

Einerseits will man es für den erkrankten Partner beim nächsten Mal anders hinbekommen, nämlich so, dass beide zufrieden sind. Andererseits muss man auch lernen, mit der eigenen Zurückweisung umzugehen. Das habe ich manches Mal als wirklich schwierig empfunden. Auch wenn nicht alles, was ich probiert habe, gut lief, tat ich es doch in bester Absicht. Ich konnte weder etwas für die Erkrankung meines Bruders noch für meine offensichtlichen Defizite in der Angehörigenrolle. Ich musste da erst hineinwachsen und da half es nur, die neue Lage anzunehmen und auch mein eigenes Verhalten von Zeit zu Zeit mit etwas Abstand anzuschauen. Das ging langsamer, als ich mir gewünscht hätte, und es war nicht immer leicht. Aber letztlich hat es funktioniert: Ich bin ruhiger und sowohl mir selbst als auch Frank gegenüber geduldiger geworden. Geholfen hat dabei, mir bewusst Pausen vom permanenten Pflichtgefühl zu gönnen. Gelegenheiten, um Kraft zu schöpfen. Auch Ihnen können bewusst geschaffene Freiräume helfen, die Zuversicht nicht zu verlieren, dass Ihr Leben noch schöne Momente für Sie bereithält – trotz der Krankheit des Partners, der Geliebten oder Ihres Kindes.

Vor allem, wenn sich Ihre Begleitung über eine lange Zeit erstreckt oder wenn Sie auch selbst krank sind, ist es enorm wichtig, die Kräfte richtig einzuteilen. Eine Doppelbelastung durch eine eigene Erkrankung ist bei Angehörigen alles andere als selten. In einer aktuellen Befragung der Kassenärztlichen Bundesvereinigung gaben fast zwei Drittel der Teilnehmer, die eine andere Person pflegten, an, selbst an einer chronischen Erkrankung zu leiden. Vielleicht ist die Angehörigensituation mit einem Marathonlauf vergleichbar. Bei meinem ersten Versuch bin ich völlig falsch an die lange Strecke herangegangen. Ich bin viel zu schnell gestartet und habe meine mühsam antrainierten Ressourcen am Anfang regelrecht verschleudert. Es war eine ziemliche Quälerei, bis zum Ende durchzuhalten.

Machen Sie es als Angehöriger besser als ich bei meinem Lauf. Seien Sie gut zu sich selbst und holen Sie sich Unterstützung. Sie sind so ausgeruhter, können besser zuhören und Gefühle wie Trauer und Wut auffangen. Wenn es Ihnen selbst nicht gut geht, werden Sie das meist auch vor der geliebten Person nicht verbergen können, um die Sie sich kümmern. Das kann für die Betroffenen belastend sein und zusätzlichen Stress bedeuten. Nun wird es Ihnen kaum gelingen, jeden Tag frisch und ausgeruht zu sein, aber nutzen Sie die Ressourcen, die Ihnen zur Verfügung stehen, um die Balance zu behalten.

Frank hatte insofern Glück, als Stefanie nicht nur vorübergehend ihre Arbeitszeit reduzieren konnte, sondern auch bereit war, viele ihrer eigenen Bedürfnisse zurückzustellen. Sie glaubt, das sei ihr vor allem deshalb gelungen, weil sie von Anfang an darauf geachtet hat, ihre sozialen Kontakte weiter zu pflegen. Auch Janine Berg-Peer meint, dass es für einen Angehörigen einer schwer erkrankten Person enorm wichtig ist, die persönlichen Kontakte zu erhalten. Die Soziologin und Mutter einer psychisch erkrankten Tochter hat sich intensiv mit der Frage auseinandergesetzt, wie Gefühle von Verunsicherung, Wut, Sorge, aber auch von Scham und Schuld den Angehörigen zusetzen können und wodurch man diese in den Griff bekommt.

Nach ihrer Erfahrung hat es sich vor allem als förderlich erwiesen, im Austausch mit Bekannten offen und ehrlich miteinander umzugehen. Offenheit ist wichtig, weil die Freunde die Situation sonst nicht erfassen und gar nicht helfen können. Dabei sollte nicht jedes Wort auf die Goldwaage gelegt werden, denn auch Ihre Freunde sind möglicherweise im ersten Moment mit der Diagnose überfordert. Sie rät außerdem dazu, mit den Bekannten nicht ständig über die Diagnose zu reden. So können sie neben Zuwendung und Unterstützung auch mal die Möglichkeit zur Ablenkung vom schwierigen Alltag bieten. Negative Vorhaltungen durch Freunde und Bekannte zur Art und Weise, wie man seine Rolle als Angehöriger ausfüllt, seien allerdings fehl am Platz und nicht zu akzeptieren. Sie sind ja nicht betroffen. Solche Kommentare sind eher kontraproduktiv und helfen einem bei seinen Aufgaben nicht weiter. Von solchen „Ratgebern" hält man sich besser fern.

Stefanie fand in ihrem Freundeskreis die nötige Unterstützung und Ablenkung, und das gab ihr die Kraft, sich mit großem Einsatz vom Zeitpunkt der Diagnose bis zu seinem Tod um meinen Bruder zu kümmern. Ich habe vor ihrem unverbrüchlichen Beistand doppelten Respekt, weil ich aus meiner Ambulanz auch andere Geschichten kenne. Eine Patientin, ungefähr Ende dreißig, wurde von ihrem Mann, nachdem klar war, dass ihre Magenkrebserkrankung eine Leidenszeit und ein kürzeres Leben bedingen würde, kurz nach der Diagnose verlassen. Das gibt es leider auch. Es steht mir nicht zu, den Partner der Patientin zu verurteilen. Ich habe ihn nicht persönlich kennengelernt und weiß nichts über ihre Beziehungsgeschichte. Ich weiß nur: Wäre ich selbst in einer vergleichbaren Lage gewesen wie meine Patientin, hätte ich mir sehr gewünscht, dass meine Angehörigen die Kraft aufbringen, mich zu unterstützen und zu begleiten.

Als Partner, Eltern oder Freundin des Patienten erleben Sie vieles hautnah mit. Den Schock nach der Diagnose, die Ungewissheit und Traurigkeit im Anschluss, aufkeimende Hoffnung und Rückschläge während der Therapie und das zermürbende Gefühl, zu wissen, zu spüren, dass man das Leben vielleicht nie wieder in vollen Zügen genießen kann. „Das wird jetzt eine ganz schwierige Zeit für euch." Jule hatte diesen Satz kurz nach Oles Geburt von verschiedenen Freunden und ihrer Familie gehört. „Ich weiß – aber ich habe keine Ahnung, was das bedeutet", war dann ihre Antwort. Diese Ungewissheit beschreibt ziemlich gut, welches Gefühl einen als Angehörigen beschleicht. Mir selbst ging es auch so. Man möchte unbedingt helfen. Aber wie? Irgendetwas machen. Aber was? Auf diese Situation bin nicht vorbereitet. Ich habe keine Ahnung, was auf mich zukommt.

In einigen Städten gibt es Selbsthilfegruppen nur für Angehörige. Dort geht es dann um Ihre Sorgen in der Rolle als Begleitende. Zumindest die größeren Krankenhäuser haben psychoonkologische Abteilungen, einen Seelsorger oder einen psychologischen Dienst, die alle auch den Angehörigen offenstehen. Hier ist es möglich, einfach mal rauszulassen, dass einem langsam alles zu viel wird, man die Klagen zu Hause nicht mehr hören kann und nicht mehr weiß, wie man die entbehrungsreiche Zeit weiter durchstehen soll. In Selbsthilfegruppen treffen Sie auf Leute, die in einer vergleichbaren Situation sind, die den Spagat zwischen der eigenen Trauer und dem Wunsch, zu ermutigen, täglich durchleben, die versuchen, dabei das eigene Leben nicht komplett zu vernachlässigen. Hier müssen Sie sich nicht erklären. Dafür können sie loswerden, dass es Sie nervt, vom Arzt als Angehöriger kaum wahrgenommen beziehungsweise voll eingeplant zu werden.

Es entspricht auch Janine Berg-Peers Erfahrung, dass Ärzte sich nur in seltenen Fällen ausreichend Zeit für die Angehörigen nehmen. Sie sähen ihre Aufgaben eher woanders und könnten solche Gespräche zudem nicht abrechnen. Diese Einstellung der Ärzte ändern zu wollen sei nicht ergiebig, Hauptsache sei erst mal, dass die den Patienten gut behandeln. Sie rät, zu versuchen, die Realität zu akzeptieren, statt jeden Tag frustrierter zu werden, weil Wünsche unerfüllt bleiben. Eine Selbsthilfegruppe kann helfen, mit der neuen Realität klarzukommen. Das Angebot so einer Gruppe sagt sicher nicht jedem zu. Aber bevor Sie mit Ihrer Verzweiflung allein bleiben, probieren Sie es doch einmal aus! Auch wenn Sie nicht der Typ sind, der seine Gefühle vor anderen ausbreiten möchte. Es ist sehr wahrscheinlich, dass Sie hier praktische Tipps zu Pflege, Ärzten, Krankenkasse oder, falls nötig, zu einer weiterführenden psychotherapeutischen Beratung erhalten. Und das kann dabei helfen, dass Ihnen beim „Betreuungsmarathon“ nicht die Puste ausgeht.

Im Frühjahr hatten die beiden mich noch besucht, im Herbst blieb Stefanie nur, für Frank einen Platz auf einer Palliativstation in der Nähe ihres Schweizer Wohnortes zu organisieren. Frank wollte seine Familie unbedingt noch einmal sehen. Wir waren ins Flugzeug gestiegen und nun standen wir um sein Bett: meine Mutter, Nele und ich. Seine Ärztin erklärte uns, wie Franks Zustand momentan sei und was gemacht werde, damit es ihm so gut wie möglich ging. Er war traurig, unruhig, manchmal hat er versucht zu lächeln, aber gesagt hat er kaum etwas. Im Wesentlichen hat die Ärztin gesprochen und sie klang dabei ein wenig verzweifelt, weil sie so gar nicht an meinen Bruder herankam. Offenbar hoffte sie darauf, dass wir an seiner Verschlossenheit etwas ändern konnten. Für die Ärztin war es nicht einfach, etwas für Frank zu tun, weil die Kommunikation nicht gut funktionierte. Das hat sie mir anschließend vor dem Zimmer kurz erklärt.

Im weiteren Verlauf des Tages hatte jeder von uns Zeit alleine mit Frank. Ich verstand die Ärztin aus eigener Erfahrung gut und wollte irgendwie helfen. Vielleicht konnte ich etwas von meinem Bruder erfahren, das ihr hilft, ihn noch besser zu versorgen. Aber dann war ich viel zu sehr mit meiner eigenen Traurigkeit beschäftigt. Eigentlich wollte ich stark sein für Frank und ihn zumindest trösten, aber dann habe ich nur viel geweint. Ich war keine große Hilfe. Ich war einfach nur da. Als später meine Mutter, noch immer mit diesem abgeklärten, zugleich mitfühlenden und starken Gesichtsausdruck, der mir im Flugzeug aufgefallen war, wieder aus dem Zimmer kam, wollte Frank erst mal allein sein. Uns anderen tat es auch gut, etwas freie Zeit zu haben. Die Reise und die Eindrücke am Bett meines Bruders waren für uns alle anstrengend gewesen. Am Abend gab es dann für mich noch einmal eine Gelegenheit, Zeit mit Frank zu verbringen. Ich bin mit ihm zusammen in die Raucherecke gegangen. „Wenigstens das geht noch“, meinte er. Da war er entspannter und klar, sein Lächeln war gelöst. Das war ganz anders als am Vormittag. Seine neue Ruhe hat auch mir geholfen. Ich war gefasster und wir hatten ein gutes letztes Gespräch miteinander.

Was zwischen meiner Mutter und Frank gesprochen wurde oder passiert ist, weiß ich nicht. Ich habe nie mit ihr darüber geredet. Was auch immer es war, es hat ihn offenkundig beruhigt und getröstet. In dem Moment habe ich das gar nicht so wahrgenommen, es ist mir erst später auf dem Rückflug klar geworden, als das an diesem Tag Erlebte wieder und wieder als innerer Film vor mir ablief. Die Gabe meiner Mutter, ihren Sohn in der schwersten Phase seines Lebens so aufzufangen, hat mich sehr bewegt. Die Beziehung zwischen einer Mutter und dem eigenen Kind ist wohl einfach etwas Besonderes, das man nicht nachvollziehen kann, wenn man nicht selbst Mutter ist. Ich jedenfalls kann es nicht. Aber es hat mir vor Augen geführt, wie maßgeblich die Art der Beziehung ist, die Vertrautheit, die einen schwer Erkrankten mit einem anderen Menschen verbindet.

Ich erzähle von dieser Begegnung, weil ich Sie ermutigen möchte. Vielleicht ist eine langjährige Freundin von Ihnen erkrankt oder Ihre Schwester, aber Sie finden keine rechte Möglichkeit, um sie organisatorisch oder emotional zu unterstützen. Bei den Besuchen im Sprechzimmer können Sie nicht dabei sein, weil Sie zu weit weg wohnen oder der Beruf Ihnen keine Zeit lässt. Vielleicht sind Sie selbst krank. Meine Mutter konnte vieles von dem nicht leisten, was Stefanie geschultert hat. Aber sie hatte eine innige Beziehung zu ihrem Sohn. Mit wenigen Stunden an seinem Bett hat sie es geschafft, ihn zu trösten. Durch sie konnte Frank offenbar ein Stück weit innere Ruhe finden.

Die Zeit scheint also nicht das entscheidende Maß zu sein. Sich das bewusst zu machen, finde ich wichtig. Ein kurzer Moment kann für Ihre kranke Freundin viel mehr bedeuten, als Sie selbst in diesem Augenblick wahrnehmen. Und auch wenn nicht jede Begegnung so kraftvoll sein kann wie die zwischen Frank und seiner Mutter: Vertrauen Sie darauf, dass Sie etwas Gutes beim Kranken bewirken können, auch wenn Sie vielleicht denken, das, was Sie beitragen können, sei zu klein, zu kurz oder zu unwichtig. Wenn man krank ist, sind die Bedürfnisse vielfältig. Dann ist jede Unterstützung willkommen.

Außerdem entlasten Sie durch Ihren Beitrag die anderen Menschen, die sich sonst täglich kümmern, so wie Stefanie es bei meinem Bruder getan hat. Meine Mutter hat es irgendwie vermocht, die Atmosphäre um Frank, einschließlich der Beziehung zu der Palliativärztin, zu entspannen. Frank strahlte mehr Ruhe aus. Diese neue Stimmung war der Ärztin nicht entgangen. Sie wirkte selbst lockerer. Dass er ihr nun im Einzelnen erzählen sollte, was er sich wünschte, um sich besser zu fühlen, erschien nun nicht mehr so wichtig. Und Stefanie war erleichtert, sich nicht mehr so intensiv um eine Vermittlung zwischen der Ärztin und Frank kümmern zu müssen.

Ihre Unterstützung als Angehörige oder Angehöriger kann ganz unterschiedlich aussehen. Und jede Form der Unterstützung ist auf ihre eigene Art wertvoll. Neben den praktischen Hilfen im Alltag ist es wichtig, zu verhindern, dass die Patienten zu viel alleine sind. Sie brauchen Menschen, mit denen sie ihre Gedanken und Ängste teilen können. „Den Geschockten und aus der Bahn Geworfenen zurück ins Leben zu begleiten, ihn in seiner Autonomie als Erkrankter zu stärken, sich zu bemühen, seine Zweifel zu verstehen, ihm zu helfen, seine Ängste auszusprechen“, diesen Beistand zu erleben ist für Christoph Schlingensief eine wichtige Erfahrung gewesen. In einem sehr persönlichen Tagebuch über seine eigene Erkrankung hat er das Bedürfnis, nicht alleingelassen zu werden, in den Vordergrund gestellt. Es gibt viele Möglichkeiten, um nicht zuzulassen, dass Ihre kranke Freundin oder Ihr Angehöriger vereinsamt und sich ins Schneckenhaus zurückzieht. Sie zu einem wichtigen Arztgespräch zu begleiten ist ein guter Anfang.

Bei einem solchen Termin ist Ihre Aufgabe als Angehörige meist ziemlich praktisch. Wenn es so läuft wie bei der initialen Unterredung meines Bruders mit seiner Urologin, sind Sie zur Stelle, um über die Blockierung hinwegzuhelfen oder eine falsch laufende Diskussion zu beenden. Silke hat es noch deutlicher gemacht als ich. Gegen Ende des bereits erwähnten Gespräches, in dem die Untersuchungsbilder nicht demonstriert wurden, meinte sie zu der Gynäkologin: „Ich denke, wir müssen grundsätzlich darüber nachdenken, ob dieses Krankenhaus die richtige Adresse für uns ist." Das ist ein starkes Statement. Etwas so Gravierendes sollte man als Angehörige nur äußern, wenn man sehr genau weiß, wie die Patientin denkt und empfindet. Das war bei Katharina und Silke offensichtlich der Fall.

Ich wäre bei meinem Bruder nicht so weit gegangen. Dafür kannte ich seine Stimmung und Meinung nicht gut genug. Generell wäre ich mit derart weitreichenden Aussagen als Angehöriger vorsichtig, einfach weil die Gefahr besteht, eine angespannte Situation noch zu verschärfen. Denn nach einem solchen Satz muss die Ärztin erst mal erfragen, ob die Patientin es auch so sicht. Außerdem verschiebt sich der Fokus von der Patientin nun auf Sie als Begleitung. Das kann durchaus im Sinne der Patientin sein. Entscheidend ist aber, dass Sie sich vor dem Gespräch gut untereinander abgestimmt haben und es in einem solchen Moment nicht zu Meinungsverschiedenheiten oder gar zu einem Streit vor der Ärztin kommt. Ich würde es wahrscheinlich anders machen. Auch weil ich mir nie ganz sicher wäre, die Stimmungslage des anderen wirklich genau zu kennen. Was spräche denn dagegen, den Gedanken, sich nach einem anderen Arzt umzugucken, in Ruhe und im Anschluss an das Gespräch zu zweit zu diskutieren?

Die Situation sieht anders aus, wenn Ihre Freundin oder Ihr Angehöriger sich unwohl fühlt oder nicht in der Lage ist, ein Gespräch im Wesentlichen selbst zu führen. Dann werden Sie als Ansprechpartner für den Arzt noch wichtiger. Es ist gut, dies dem Behandler klar zu sagen. In einem solchen Fall wäre Silkes Aussage auch aus meiner Sicht weniger problematisch. Wann immer Sie als Begleitperson mit ins Sprechzimmer kommen und erst recht in einer Situation, wenn Sie der wesentliche Ansprechpartner des Arztes sein sollen, vergessen Sie bitte nicht, dass Ihre Freundin oder Ihr kranker Angehöriger den Arzt von seiner Schweigepflicht gegenüber Ihnen als dritter Person entbinden muss. Das erfolgt nämlich nicht automatisch dadurch, dass Sie mit ins Sprechzimmer kommen.

Dort für Klarheit zu sorgen ist unter Umständen eine Ihrer Aufgaben. Nicht selten ist ein Patient müde oder hat Schmerzen und ist einfach nicht konzentriert und aufnahmefähig. In vielen Fällen kommt Aufregung dazu. Sie kennen den Patienten in der Regel gut und können besser als ich einschätzen, ob das Gesagte bei ihm ankommt. Ich erkläre beispielweise ausführlich die anstehende Therapie, aber von Ihrem Vater, für den diese Therapie gedacht ist, kommt weder eine Frage noch irgendein Zeichen, das Verständnis oder Zustimmung signalisiert. Wenn Ihnen das komisch vorkommt, weil Sie Ihren Vater anders kennen, haken Sie bitte direkt nach! Gelegentlich habe ich erlebt, dass die Begleitung den Patienten gefragt hat, ob er die Informationen verstanden oder einfach auch nur gehört hat. Viele Ärzte werden von allein nachfragen. Sie als Angehörige sollten es in jedem Fall tun, falls es von ärztlicher Seite ausbleibt. Und Sie werden es bestimmt nicht vergessen, da es um Ihren Vater geht.

Es ist zum Beispiel möglich, dass ich nicht mitbekommen habe, dass die ältere Dame, die da vor mir sitzt, ein Hörgerät trägt. Da sollten Sie, wenn die Patientin von selbst nichts sagt, mir schnell einen Hinweis geben, dass ich lauter und deutlich sprechen muss. Oder Sie fragen Ihre Mutter noch mal, ob sie wirklich ihr Hörgerät eingeschaltet hat. Das genervte „Ja“ haben Sie sicher schnell wieder vergessen. So gibt es viele Kleinigkeiten, die mir entgehen mögen, die Sie als Tochter aber gut kennen. Hier können Sie viel besser als ich sicherstellen, dass ankommt, was gesagt wird. Wenn Sie das Hörgerät Ihrer Mutter, um bei dem Beispiel zu bleiben, erst aus deren Tasche fischen, einschalten und beim Einsetzen helfen müssen, dann ist das so. Was gemacht werden muss, muss gemacht werden. Kann sein, dass ich davon nicht begeistert wäre, aber das ist kein großes Problem. Ihre Mutter muss hören können. Das ist wichtig. Und im Zweifel sind Sie da, um genau das sicherzustellen.

Ihre praktische Unterstützung beschränkt sich natürlich nicht auf das Gespräch beim Arzt. Meist gibt es viel zu organisieren. Es gilt, sich mit Ämtern und Behörden herumzuschlagen, und das tägliche Leben muss auch irgendwie weitergehen. Allerdings ist es bei diesen praktischen Dingen oft einfacher, jemand anderen einzubinden. Wenn immer das geht, machen Sie das unbedingt! Fragen Sie Freunde oder Nachbarn, Ihnen bei den täglichen Dingen zur Hand zu gehen. Egal, ob es ein Gang zur Post oder der Einkauf ist. Sie sparen Energie, die Sie besser für gemeinsame Stunden mit dem Betroffenen nutzen. Oder Sie gönnen sich einfach mal Zeit für sich selbst. Organisatorisches können Sie ruhig jemandem anvertrauen, der Ihrem kranken Angehörigen nicht so nahesteht. Bei der emotionalen Zuwendung geht das nicht.

Praktische und emotionale Unterstützung für Ihren Partner oder die Mutter sind ohne Zweifel der wichtigste Teil. An diese Dinge denken Sie sofort, wenn Sie plötzlich einen kranken Menschen an Ihrer Seite haben. Aber auch ich als Arzt brauche Ihre Unterstützung. Dabei sind Sie nicht nur eine zusätzliche Informationsquelle für mich, weil sich Ihre Mutter nicht mehr daran erinnert, wann die Schmerzen zuerst aufgetreten sind, oder weil sie nicht darüber sprechen mag, dass sie sich auch noch um den dementen Vater kümmern muss. Fehlen Informationen, ist das Gespräch nur halb so viel wert. In manchen Situationen können erst Sie meine Worte für den Patienten verständlich machen. Häufig können Sie besser ermutigen als ich. Das heißt, ich brauche Sie als Verbündete oder Verbündeten. Mir ist bewusst, dass dieser Wunsch nicht immer erfüllbar sein wird. Nicht selten sind Sie als Angehörige selbst sehr betroffen. Ich habe Angehörige erlebt, denen es im Sprechzimmer schlechter ging als den Patienten. Darauf muss ich mich einstellen. Doch wann immer es mir gelingt, Sie als Verbündete zu gewinnen, ist das für alle Beteiligten hilfreich.

Nüchtern betrachtet sind die Gespräche beim Arzt fast immer ein gemeinsamer Austausch, der zu einer Konsequenz führen soll. Am Ende muss häufig eine Entscheidung getroffen werden. Ich konfrontiere den Patienten mit einer Frage: Wollen Sie die Therapie fortführen oder sollen wir nach Alternativen suchen? Kommen Sie noch in Ihrer Wohnung zurecht? Wollen Sie bei der Medikamentenstudie mitmachen? Sollten wir versuchen, eine Betreuung zu finden? Wer kümmert sich um die kleine Tochter? Das alles sollte gut überlegt, Argumente gegeneinander abgewogen werden. Aber irgendwann muss man sich entscheiden und das fällt manchmal nicht leicht. Ich kann nur Möglichkeiten aufzeigen und Gründe liefern, die für oder gegen eine bestimmte Vorgehensweise sprechen. Entscheiden muss die Patientin beziehungsweise der Patient.

Dabei können Sie als Angehörige helfen. Damit ist nicht gemeint, dem Betroffenen die Entscheidung abzunehmen. Manchmal hilft es schon, dass Sie es mit Ihren eigenen Worten noch einmal erklären, was genau oder wozu etwas entschieden werden muss. Häufig finden Sie die verständlicheren Worte. Das hilft dann nicht nur Ihrem Partner oder Ihrer Freundin, sondern auch mir als behandelndem Arzt. Sie als Verbündeten zu gewinnen und mich auf Ihre vielfältige Hilfe zu stützen, werden Sie zu Recht sagen, darf keine Einbahnstraße sein. Ich habe auch meinen Teil einer solchen Übereinkunft zu erfüllen und dafür zu sorgen, dass Sie sich als Angehörige nicht alleingelassen fühlen. Silke hat in dieser Beziehung allerdings eher ernüchternde Erfahrungen gemacht. Zum Beispiel in dem Gespräch zu Katharinas Diagnose, bei dem sie anschließend das Gefühl hatte, völlig in der Luft zu hängen, weil es über die rein medizinische Behandlung hinaus einfach keinen Plan gab und ihre offenen Fragen zu sozialen Hilfsangeboten und Anlaufstellen unbeantwortet blieben.

Mein Freund Mark, über dessen Geschichte Sie im folgenden Kapitel mehr hören, hat seine Mutter in ihren letzten Tagen zu Hause gepflegt. Das ganze Ausmaß der Belastung ist ihm eigentlich erst bewusst geworden, als alles vorbei war. Ich denke, seine Worte sprechen etwas an, das auch für andere Menschen gilt, die einen Schwerkranken begleiten: „Als die Ärztin kam, um den Tod meiner Mutter festzustellen, habe ich sie gefragt, wie ich jetzt Hilfe für mich selbst bekommen könnte. Aber sie meinte nur, da könne sie mir leider auch nicht helfen. Das hat mich schon enttäuscht. Es wäre schön, wenn es etwas für die pflegenden Angehörigen gäbe. Einfach ein professionelles System, das die Angehörigen rundherum in rosa Watte einpackt. Dass man danach nicht extra fragen und suchen muss, sondern es angeboten bekommt. Das wäre gut."

6

»Angst ist ein gefährliches Gift«

Über den richtigen Umgang mit schlechten Nachrichten

Frau Koslowski war zur Kontrolluntersuchung ihres Glioblastoms, eines bösartigen Hirntumors, für ein paar Tage in die Klinik gekommen und hatte insgeheim auf gute Nachrichten gehofft, denn sie fühlte sich besser als noch vor einigen Wochen. Ein kleines Schläfchen am Nachmittag, aber ansonsten reichte die Energie wieder für den ganzen Tag. Die bleierne Müdigkeit, die sie während der Bestrahlung gespürt hatte, war jetzt weg. Wenn es weiter so bergauf ginge, könnte sie bald wieder ihre Freundinnen treffen und sich um die Astern und Gladiolen im Garten kümmern.

Der junge Arzt machte ihr einen gründlichen Strich durch die Rechnung: „Das wird hier nichts mehr. Die Bilder sind eindeutig: Der Krebs wächst wieder kräftig. Eine Chemotherapie bringt höchstens zwei oder drei Monate Aufschub, aber das würde keine gute Zeit. Ich kann Ihnen das nicht empfehlen. Wir sind viel zu spät dran. Sehen Sie zu, dass Sie essen, was Sie wollen, tun, wozu Sie Lust haben. Machen Sie sich eine schöne Zeit, denn es wird nicht mehr lange dauern.“ Scheinbar unbeteiligt schleuderte der Doktor ihr seine Hiobsbotschaften entgegen. Oder war es ungeschminkte

Ehrlichkeit und sollte irgendwie gut gemeint sein? War er einfach zu jung und unerfahren?

Frau Koslowski war erst einmal sprachlos. Dieses Jüngelchen, das ihr Sohn hätte sein können, redete mit ihr in einem ungeheuerlichen Ton und verkündete ganz lapidar, dass sie bald sterben würde. Vollkommen leidenschaftslos, eher genervt, dass er sich mit derart unerfreulichen Dingen beschäftigen musste. Vielleicht war er innerlich schon bei seinem Tennismatch nach Feierabend, dachte sie. Bei ihr war er jedenfalls nicht. Ihm, der sein Leben noch vor sich hatte, kamen die Sätze leicht über die Lippen. Keine Anteilnahme, keine Erklärung, nur nackte Information. Und schon war er wieder weg. Marks Mutter konnte es nicht glauben. Sie hatte nicht einmal die Möglichkeit gehabt nachzufragen. Wie betäubt blieb sie in ihrem Bett liegen. Als sie wieder einen klaren Gedanken fassen konnte, rief sie ihren Sohn an. Sie wollte nach Hause, nicht bald, sondern sofort, raus aus diesem Krankenhaus. Während der gesamten Fahrt zurück in die Wohnung hätte seine Mutter über die Unverfrorenheit dieses jungen Arztes geschimpft. Das hat Mark mir im Interview erzählt.

Was seine Mutter erlebt hat, diese schonungslose Mitteilung der Erkrankungsprognose, bei der man die Menschlichkeit und Wärme des Arztes vergeblich sucht, ist kein Einzelfall. Die Schriftstellerin Charlotte Link beschreibt den Ton der behandelnden Onkologin ihrer Schwester, als diese die Prognose mitteilt, noch drastischer als „hämmerndes Stakkato eines Maschinengewehrs“. Ihre Schwester sei sich eher wie „vor einem Exekutionskommando und nicht wie im Sprechzimmer eines Arztes“ vorgekommen. Die behandelnde Ärztin hatte alle Fakten ohne Umschweife auf den Tisch gehauen und eine mögliche Chemotherapie ebenfalls nicht als Hoffnungssignal, sondern als sinnlose Quälerei dargestellt. Der leise Einwand ihrer Schwester, dass sie eine kleine Tochter zu versorgen hätte, wurde mit dem Kommentar erledigt: „Das ändert nichts.“ Dass durch dieses Auftreten alle Hoffnungen weggefegt wurden und die Patientin nicht mehr ohne Beruhigungsmittel leben konnte, verwundert nicht.

Soll man doch selbst zusehen, wie man zurechtkommt, scheinen sich solche Mediziner zu denken. Ärzte, die nicht einmal ein Bemühen zeigen, die notwendigen Fakten mit ein wenig Empathie zu vermitteln, machen es sich meiner Auffassung nach mit ihrer Informationspflicht zu einfach. Es ist eine echte Herausforderung und es ist anstrengend für Ärzte, schmerzhafte Nachrichten so zu vermitteln, dass bei Ihnen als krankem Menschen die Fähigkeit zu hoffen nicht zerstört wird. Der junge Onkologe hatte Marks Mutter durch die wenigen Worte nicht nur die Hoffnung genommen, er hat durch seinen fast schnodderigen Tonfall gezeigt, dass er dieser Aufgabe nicht gewachsen war. Dieses Krankenhaus hat sie nie wieder betreten.

Eine solch harte, zuweilen detailversessene Sprache kommt in den meisten Gesprächen zwischen Patientin und Arzt glücklicherweise nicht vor. Trifft es wie in den genannten Beispielen doch zu, mag es ein Versuch des Mediziners sein, sich in juristischer Hinsicht nicht angreifbar zu machen: Man hat ja alle Informationen weitergegeben. Das ist zu einfach gedacht und wird dem Anspruch an unseren Berufsstand nicht gerecht. Ich sehe die Ärztin oder den Arzt in der Pflicht, sich die gesamte Situation genau anzuschauen, bevor sie in ein solches Gespräch gehen. Dazu zählt, sich über Ihr soziales Umfeld zu informieren. Denn es kann eine wesentliche Stütze sein. Ebenso wichtig ist es, sich ein Bild zu machen von Ihren Fähigkeiten, mit dieser Krise umzugehen. Hier sind Beobachtungsgabe und Einfühlungsvermögen gefragt.

Die Auffassung, wie man schlechte Nachrichten auf gute Weise überbringt, hat sich im Laufe der Jahrzehnte immer wieder geändert und wird wohl auch weiterhin kontrovers diskutiert werden. Die Emotionshistorikerin Bettina Hitzer, die sich eingehend mit den Fragen dieser Informationsweitergabe am Beispiel der Diagnose Krebs beschäftigt hat, kommt zu dem Fazit, dass „das Ende der langen und windungsreichen Geschichte über das Sprechen und Verschweigen, über die Angst und die Verzweiflung, über das Hoffen und über das Einfühlen“ noch lange nicht erreicht ist. Im Kontrast zu den beiden genannten Beispielen schonungsloser Gesprächsführung berichtet Hitzer, dass man in früheren Zeiten den Patienten die eigentliche Diagnose bewusst vorenthalten und diese höchstens den Angehörigen mitgeteilt hat. Im Vordergrund stand die Motivation, den Patienten die Hoffnung nicht zu nehmen.

Sie verdeutlicht diese Haltung durch ein Zitat des im 19. Jahrhundert sehr angesehenen Naturheilkundlers Christoph Martin Hufeland: „Ist es nicht entschieden, daß Furcht, besonders des Todes, Angst und Schrecken die gefährlichsten Gifte sind und die Lebenskraft unmittelbar lähmen, Hoffnung und Muth hingegen die größten Belebungsmittel, die oft alle Arzneien an Kraft übertreffen, ja ohne welche selbst die besten Mittel ihre Kraft verlieren? Der Arzt muß sich also vor allen Dingen angelegen sein lassen, Hoffnung und Muth beim Kranken zu erhalten, lieber die Sache leicht machen, alle Gefahr verbergen." Die hierauf fußende „Praxis des schonenden Betrügens", wie Hitzer es nennt, dem Patienten also seine Diagnose vorzuenthalten, war bis weit in das 20. Jahrhundert verbreitet.

Heutzutage ist nicht nur klar, dass den Erkrankten die Diagnose mitgeteilt werden sollte. Mittlerweile gibt es sogar standardisierte Gesprächstechniken, die Ärzten eine Kommunikationsstrategie an die Hand geben, die die Patienten als Gesprächspartner ernst nimmt. „SPIKES" zum Beispiel ist ein Leitfaden, um auf den Gesprächsrahmen zu achten (S für Setting Up), den Wissensstand und die Erwartungen der Patienten (P für Patient's Perception) und ihre Aufnahmebereitschaft (I für Patient's Invitation) in Betracht zu ziehen, bevor die neuen Informationen verständlich dargelegt werden (K für Knowledge and Information). Dabei ist es wichtig, ihre emotionalen Reaktionen zu verstehen und empathisch auf sie zu antworten (E für Emotions and Empathy), denn Ziel ist es, gemeinsam zu einem Verständnis dessen, was ist, und einer Planung, wie es weitergehen soll, zu kommen (S für Strategy and Summary). Das klingt erst mal vernünftig.

Trotzdem wollen Sie nicht einem Arzt gegenübersitzen, der mechanisch seine SPIKES-Liste abhakt. Ein wirkliches Gespräch hat etwas mit Ehrlichkeit, mit Aufmerksamkeit und Anteilnahme zu tun. Die Wahl eines angenehmen

Raumes für die Unterhaltung, der richtige Zeitpunkt und eine ausreichende Dauer sind wichtig, entscheidend bleibt aber die innere Haltung des Arztes, die ermöglicht, Ihre aktuelle Situation zu verstehen. Gelingt es ihm, Ihnen zuzuhören und Verständnis zu signalisieren, werden Sie sich aufgehoben fühlen. „Wenn der Arzt meine Emotionen wahrgenommen hat, dann lief es gut", blickt Jule auf Oles Zeit auf der Intensivstation zurück. „Wenn der Arzt dann darauf auch noch reagiert hat, war es ideal. Damit war der Mensch, zu dem ich ja Vertrauen aufbauen musste, wirklich präsent."

Zwischen dem gnadenlosen Vorbringen sämtlicher Informationen und ihrem völligen Verschweigen sollen die Mediziner einen Mittelweg finden, der die Hoffnung nicht zerstört. Das klingt einfacher, als es in Wirklichkeit ist. Doch die Notwendigkeit, als Arzt meine Wörter mit Bedacht zu wählen, wurde mir durch das Experiment eines italienischen Physiologen noch einmal klar vor Augen geführt. Fabrizio Benedetti ist seit den 1990er Jahren von dem sogenannten Placeboeffekt fasziniert. Im klassischen Sinne ist damit gemeint, dass Patienten einen Heilungsfortschritt erleben, obwohl sie ein Medikament einnehmen, das gar keinen Wirkstoff enthält. In diesem Zusammenhang hat Benedetti den Einfluss der Sprache untersucht und kommt zu dem Schluss: „Unser Gehirn macht aus Worten Chemie." Was hatte ihn zu dieser Einschätzung gebracht?

Steigen Sie oder ich in untrainiertem Zustand einen hohen Berg hinauf, bekommen wir irgendwann Kopfschmerzen. Ein typisches Zeichen der Höhenkrankheit. Dabei führt der verminderte Sauerstoffgehalt in der Luft zu einer vermehrten Produktion von Botenstoffen wie den sogenannten Prostaglandinen. Diese Moleküle sind dafür verantwortlich, dass sich die Blutgefäße in unserem Kopf erweitern. Der Körper versucht durch den gesteigerten Blutfluss den Sauerstoffmangel auszugleichen. Und das macht Kopfschmerzen. Benedetti hat einer Gruppe von Testpersonen für den Aufstieg am Berg Sauerstoffflaschen mitgegeben. Die Zufuhr von Sauerstoff beim Atmen sollte die Kopfschmerzen reduzieren. Das hat auch funktioniert: Alle Probanden gaben nach dem Aufstieg an, keine Kopfschmerzen zu haben. Zudem waren die gemessenen Spiegel des Prostaglandins in sämtlichen der nach dem Aufstieg gewonnenen Blutproben nahezu identisch. Doch der Forscher hatte einen Trick angewendet: Zwar hatte er allen Studienteilnehmern versichert, dass sie zusätzlichen Sauerstoff atmen würden, tatsächlich war das aber nur bei der Hälfte der Leute der Fall. Das heißt, der eine Teil der Gruppe hat, obwohl er normale Außenluft atmete, nicht vermehrt Botenstoffe produziert und somit keine Kopfschmerzen entwickelt – nur aufgrund der Tatsache, dass diesen Teilnehmern versichert wurde, sie würden mit Sauerstoff versorgt. Das Gehirn hatte aus Benedettis Worten Chemie gemacht.

Von einer generellen Akzeptanz, die Worte als wichtigen Teil der Behandlung versteht, sind wir noch ein Stück entfernt. Aber die Universitäten versuchen zunehmend, die Fähigkeit zu gelingender Kommunikation und Empathie zu fördern. Die konkreten Schritte, die Eingang in das Medizinstudium gefunden haben, sind begrüßenswert. Neben dem Simulieren unterschiedlichster Gesprächssituationen hat die Universität Heidelberg als eine der ersten Einrichtungen ein eigenes Wahlfach für Kommunikation eingerichtet. Dessen Ziel ist es auch, moderne Techniken wie Videochats oder Apps vom Smartphone besser in die Kommunikationsstrategie der Ärzte zu integrieren. Auch wenn ich der Meinung bin, dass eine telemedizinische Beratung den Arztbesuch in vielen Fällen nicht wird ersetzen können, ist es notwendig, die modernen Entwicklungen mit einzubeziehen. Denn nicht jeder Besuch beim Arzt ist ein schwieriges oder weichenstellendes Gespräch.

Aber selbst wenn es möglich wäre, den angestrebten Mittelweg in der Dosierung von Informationen zu erlernen und zu professionalisieren, würde man damit nicht jeden Patienten erreichen. Denn die Menschen sind nun mal unterschiedlich. Vielleicht wollen Sie den Schicksalsschlag bestmöglich ignorieren und nur das Nötigste über Ihre Erkrankung erfahren? Das ist in Ordnung. Sie haben als Patient das Recht auf Nichtwissen, stellt die Juristin Dr. Anna Grub klar, die sich auf Fragen des Medizinrechts spezialisiert hat.

Dieses Recht gebe den Patienten die Möglichkeit, sich vor Informationen, die ihr Leben dauerhaft beeinträchtigen können, zu schützen. Gebrauch von diesem Recht machen immerhin zwischen fünf und zehn Prozent der Patienten mit einer lebensbedrohlichen Erkrankung, indem sie von ihrem Arzt keine Aussage zur prognostizierten Lebenszeit erfahren möchten.

Auf der anderen Seite wird es immer auch Menschen geben, die alles hören wollen. Für Ihre Ärztin ist es manchmal trotz des Einsatzes all ihrer fachlichen und menschlichen Fähigkeiten nicht einfach, herauszubekommen, was Ihr Wunsch ist. Da kann es hilfreich sein, zu Beginn offen anzusprechen, wie mit einzelnen Aspekten Ihrer Erkrankung umgegangen werden soll. Jetzt ist die Gelegenheit, zu sagen, zu welchen Bereichen, eben zum Beispiel der Prognose, Sie von ihr lieber nichts hören wollen. Liegt Ihnen hingegen eine kompromisslose Offenheit besonders am Herzen, dann sagen Sie es jetzt.

Nun können Sie nicht in Ihre Ärztin hineinschauen. Sie haben keine Ahnung, ob sie beim Thema Empathie die Vorlesung besucht hat oder von Haus aus in der Lage ist, zuzuhören und Ihnen das Gefühl zu geben, verstanden zu werden. Sie können zu Beginn dieser Beziehung also nicht wissen, ob es ihr in schwierigen Gesprächen gelingen wird, sich auf Sie einzustellen. Denn dazu gehört ja nicht nur, Empathie zu zeigen, sondern auch, Sie mit den Informationen nicht zu überfordern. Als Chef der Gynäkologie an der Berliner Charité ist Jalid Sehouli jeden Tag mit dem Schicksal an Krebs erkrankter, nicht selten junger Frauen konfrontiert. Für ihn sind schlechte Nachrichten Teil seiner täglichen Arbeit. Mit deren Überbringung hat er sich daher intensiv auseinandergesetzt. Er meint: „Einige Ärzte scheinen zu glauben, dass es besser sei, alles zu sagen. Sie verwechseln Verkündung, Information und Aufklärung. Es geht um die Botschaft, die den nächsten praktischen Schritt ermöglicht."

Bei dem Arztbesuch mit meinem Bruder Frank, mit dem ich dieses Buch eingeleitet habe, wäre es für die Urologin gut möglich gewesen, den Behandlungsvorschlag von der Mitteilung der eigentlichen Diagnose zu trennen und dafür einen weiteren, zeitnahen Termin zu vereinbaren. Es hätte den Druck aus der Situation genommen. Ob aus Zeitmangel, aus fehlendem Einfühlungsvermögen oder weil sie schnell ein Hilfsangebot unterbreiten wollte – sie hatte sich für einen anderen Weg entschieden und ihren Patienten damit überfordert. Es gab keinen Raum, das Gesagte sacken zu lassen und Gefühle loszuwerden. Franks Verzweiflung und seine Tränen auszuhalten wäre ohne Zweifel nicht einfach gewesen. Die Mitteilung einer lebensverändernden Diagnose kann heftige Reaktionen auslösen. Da wird es unter Umständen auch für die Ärztin oder den Arzt zur Herausforderung, uneingeschränkt bei der Wahrheit zu bleiben und nichts wegzulassen.

Diesen Eindruck haben offenbar auch die Betroffenen. Immerhin dreißig Prozent der Patientinnen glaubten einer Studie zufolge, die Professor Sehouli an seiner Klinik durchführte, dass der Arzt nicht immer ehrlich mit ihnen ist. Gut möglich, dass es in den Arztpraxen und Krankenhäusern noch viel mehr Patienten sind, denn die Berliner Klinik ist dafür bekannt, dem ärztlichen Kommunikationstraining besondere Aufmerksamkeit zu schenken. Um den Verdacht, dass man nicht vollständig und entlang der tatsächlichen Befunde berichtet, möglichst gar nicht entstehen zu lassen, sei es hilfreich, wenn der Arzt das Thema zu Beginn selbst anspreche, meint Sehouli. Die Patientinnen und Angehörigen haben im Sprechzimmer alle Sinne geschärft, und es wird ihnen in der Regel nicht entgehen, wenn der Arzt versucht auszuweichen oder unklar antwortet. Wenn sich die Betroffenen und die Angehörigen sicher sein können, die Wahrheit zu hören, fällt es ihnen leichter nachzufragen, falls Aussagen für sie nicht ausreichend Sinn ergeben, zweifelhaft erscheinen oder gar ihre Befürchtungen noch übertreffen.

Als Arzt, der weiß, dass er Nachrichten überbringt, die dem Patienten die Existenzgrundlage wegreißen, ihm in diesem kleinen Augenblick einfach alles kaputt machen, muss man auf Gefühlsausbrüche vorbereitet sein und sie aushalten können. Zum Überbringen schlechter Nachrichten gehört es, eine Pause zu machen, die Gefühle des Patienten zumindest zuzulassen oder ihn im besten Falle sogar zu ermutigen, diese zu äußern. Ein Arzt, der versucht, möglichst schnell aus der Situation herauszukommen, wird seiner Aufgabe nicht gerecht.

Vielleicht haben Sie Verständnis und denken, dass so etwas einem Arzt ja auch nicht ständig zuzumuten ist. Aber es gehört zu seinen Aufgaben und das weiß er auch. Natürlich haben auch Ärztinnen und Ärzte ihre psychischen und emotionalen Belastbarkeitsgrenzen. Deshalb ist es hilfreich, solche herausfordernden Gespräche vor eine Pause oder ans Ende der Sprechstunde zu legen. Dadurch bekommt man als Arzt die Chance, etwas Abstand zu gewinnen, und kann dem nächsten Patienten entspannter und unvoreingenommen gegenübertreten.

Wenn Sie schlechte Nachrichten erhalten, benötigen Sie erst einmal Zeit, um zu verarbeiten, was gerade passiert ist. Sie brauchen Zeit, um Ihren Gefühlen Raum zu geben. Und wenn Sie diese Zeit vom Arzt nicht bekommen, weil er durch seinen Tagesplan rast, um diese emotionalen Momente erst gar nicht entstehen zu lassen, dann stoppen Sie ihn. Sie haben genug gehört. Was er jetzt noch sagen will, muss warten, bis Sie wieder aufnahmefähig sind. Falls Sie selbst dazu nicht in der Lage sind, haben Sie vielleicht eine Begleitung mitgenommen, die das für Sie einfordert.

Bei einer Erkrankung, die realistischerweise zu einem früheren Sterben führen kann, ist es unausweichlich, dass Sie schwierige Gespräche erleben werden. Schauen Sie sich daher vom Beginn Ihrer Beziehung genau an, wie Ihre Ärztin oder Ihr Arzt auf Sie ein- und mit Ihnen umgeht. Dazu zählen das Ernst-genommen-Werden genauso wie das Ausredenlassen, die Einbeziehung Ihres sozialen Umfeldes oder die Wortwahl. Vertrauen Sie dabei auf Ihr Bauchgefühl, denn die Erfahrung zeigt, dass die meisten Menschen intuitiv wissen, was für sie in einer existenziellen Krise das Beste ist. Silke und Katharina sind dafür ein gutes Beispiel. Als ihnen die Darstellung der behandelnden Ärztin merkwürdig vorkam, haben sie die Gynäkologin gebeten, ihnen die MRT-Bilder von Katharinas letzter Untersuchung zu zeigen, was diese mit den Worten „Das muss ich Ihnen jetzt gar nicht im Detail erklären“ ablehnte. Silke erzählte später, dass sie darauf zwar zunächst nichts gesagt hat, aber genau in diesem Moment das Gefühl hatte: In diesem Krankenhaus, mit dieser Ärztin wird es nicht mehr gut werden. Erst danach kam es zur offenen Auseinandersetzung und zum Arztwechsel.

Ich habe es in den Gesprächen, bei denen ich als Angehöriger an der Seite eines meiner Brüder im Sprechzimmer saß, stets als entspannend und fürsorglich empfunden, wenn der Arzt gut vorbereitet war. Das erschien mir als eine gute Basis. Ich selbst habe es im Laufe meiner Arbeit nicht geschafft, mich auf jedes Gespräch gleich gut vorzubereiten. Trotz des zeitlichen Korsetts habe ich versucht, nicht gänzlich unvorbereitet in ein Gespräch zu gehen. Es ist auch nicht so, dass jedes Gespräch eine umfangreiche Vorbereitung erfordert. Daher habe ich mir angewöhnt, vor jedem Termin zwei Fragen für mich zu klären: Habe ich die Unterlagen, die auch wirklich zu dieser Patientin gehören, vor mir und sind sie vollständig? Handelt es sich um einen Verlaufstermin ohne besondere Auffälligkeiten oder geht es um eine Weichenstellung, schlechte Nachrichten beziehungsweise ein Erstgespräch?

Wenn mein Patient von mir hört, dass die Behandlung anschlägt und sich die Krankheit auf dem Rückzug befindet, gibt es für ihn wahrscheinlich keinen Grund, lange in meinem kahlen Sprechzimmer zu hocken. Treffe ich einen Patienten das erste Mal, ist meine Vorbereitung umfangreicher. Ebenso, wenn ich traurige Nachrichten überbringen muss. Handelt es sich dabei beispielsweise um eine Patientin, die ich schon lange betreue, ist es für mich wichtig, mir im Vorfeld ins Gedächtnis zu rufen, wie sie bisher ihre Erkrankung wahrgenommen hat und mit ihr umgegangen ist. Wie gut war sie informiert? In welcher Gemütslage erschien sie gewöhnlich bei mir und mit welcher Erwartungshaltung? Ich versuche auf diese Weise, dem besonderen Charakter der Begegnung gerecht zu werden.

Das hat nicht jedes Mal dazu geführt, dass es ein gutes Gespräch wurde. Herausfordernde Fragen von Angehörigen, eine ungeschickte Wortwahl meinerseits oder unerwartet starke Emotionen der Patientin – es gibt viele Gründe, die so eine Vorbereitung über den Haufen werfen können. Durch eine gründliche Vorbereitung habe ich mich aber sicherer gefühlt und konnte diese Sicherheit hoffentlich auch vermitteln, sodass dies auf meine Patienten abgefärbt hat. In der Rolle des Angehörigen jedenfalls habe ich es als eine große Beruhigung erlebt, wenn der Arzt einen solchen Eindruck vermittelte. Hätte die Urologin beispielsweise erst während des Termins mitbekommen, dass sie die falschen Unterlagen vor sich hat und demzufolge alles, was sie erzählt, auf meinen Bruder gar nicht zutrifft, hätte ich ihm sofort von weiteren Besuchen bei dieser Kollegin abgeraten.

Wird eine längere Pause, die der schlechten Nachricht folgt, ausgehalten und die Wut, die Trauer und die Verzweiflung der Patienten zugelassen, zeigt das für mich, dass die Ärztin oder der Arzt den Charakter eines solchen Gespräches verstehen. Hier würde ich mich gut aufgehoben fühlen und darauf würde ich achten. Ob es Ihrem Gegenüber gelingt, in dieser Weise auf Sie einzugehen, bekommen Sie schnell mit, nämlich in dem Moment, wenn Sie die Diagnose hören. Jetzt ist es wichtig, dass Sie oder Ihre Begleitung aufmerksam sind und darauf achten. Bei der neuen Ärztin hat Katharina wahrscheinlich genau das wahrgenommen und konnte deshalb ihre Wut über die Erkrankung und den ganzen Verlauf herauslassen. Ich war bei diesem Gespräch nicht dabei und kenne alles nur aus Silkes Erzählung, aber für mich sieht es sehr danach aus, dass diese Ärztin viel Wert auf aktives Zuhören gelegt hat. Auf diese Fähigkeit, oder, wenn Sie so wollen, Grundhaltung würde ich bei der Wahl meines Arztes achten. Was aber bedeutet das genau und wie können Sie erkennen, ob Ihnen jemand aktiv zuhört?

Das aktive Zuhören geht auf den amerikanischen Psychologen Carl Rogers zurück. Rogers stellte sich bei den Begegnungen mit seinen Klienten unter anderem die Frage, unter welchen Bedingungen diese am meisten von sich selbst erzählten. Er gilt als Wegbereiter der sogenannten klientenzentrierten Gesprächstherapie, die in Therapiegesprächen und im pädagogischen Bereich längst einen festen Platz hat. Auch im Gespräch zwischen Arzt und Patient ist diese Form der Gesprächsführung enorm wichtig und das aktive Zuhören spielt dabei eine zentrale Rolle.

Wesentliches Merkmal des aktiven Zuhörens ist eine grundsätzlich offene und authentische Haltung des Arztes gegenüber seinem Patienten, das heißt, dass er ihn akzeptiert und ihm nichts vormacht. Der Mediziner Wolf Langewitz beschreibt den authentischen Arzt so: Die vorgebrachten Inhalte und seine Art der Kommunikation stimmen überein. Nur so hat er eine Chance, vom Patienten als authentisch wahrgenommen zu werden. Und darum geht es letzten Endes. Wenn der Arzt Ihnen beispielsweise sagt, dass mit den Blutwerten alles in Ordnung sei, dabei aber einen sorgenvollen Ton anschlägt und ernster guckt als sonst, werden Ihnen wahrscheinlich Zweifel kommen. Die erfreuliche Information passt nicht zu der Art, in der sie vermittelt wird. Information und Kommunikation in Übereinstimmung zu bringen ist in erster Linie Aufgabe des Arztes, aber Sie sollten auf etwaige Unstimmigkeiten bewusst achten und, das ist entscheidend, diese auch ansprechen, damit Sie nicht mit unklaren Gefühlen nach Hause gehen und sich unnötig den Kopf zerbrechen.

Rogers hat konkrete Anzeichen identifiziert, die auf eine solche authentische Grundhaltung hinweisen. Und für die können Sie bei der Begegnung mit Ihrer Ärztin einen Blick entwickeln. Das Aushalten von Gefühlen und Pausen wurde schon angesprochen. Lässt Ihre Ärztin sich wirklich auf Sie ein und bringt sie das auch durch ihre Körperhaltung zum Ausdruck? Hält sie Blickkontakt oder sortiert sie während des Gesprächs lieber Unterlagen und schreibt etwas in ihren Computer? Es sind einfache Beobachtungen, die Ihnen dabei helfen können, besser einzuschätzen, ob Sie mit Verständnis und Unterstützung rechnen können. Dinge, die Sie auf dem langen Weg durch die Krankheit dringend brauchen werden.

Dazu gehört auch, dass Ihre Ärztin Sie auf Ihre Gefühlslage anspricht, dass sie ergründet und erkennt, wie es Ihnen im Moment geht und das in ihr

Handeln mit einbezieht. Das können so einfache Dinge sein wie ein Gespräch frühzeitig zu beenden, weil man mitbekommt, dass Sie nicht mehr aufnahmefähig sind, oder, ganz einfach, Ihnen ein Taschentuch für Ihre Tränen zu reichen. Wenn die Ärztin fragt, ob es für Sie in Ordnung ist weiterzusprechen oder ob Sie lieber eine Pause machen wollen, wenn sie Sie also mit einbezieht, ist das gut. Fragt sie nach, werden Sie sich wahrscheinlich automatisch mehr als Partner und eingebunden fühlen. Versuchen Sie, auf solche Kleinigkeiten bewusst zu achten.

Die behandelnde Ärztin meines Bruders hat das nicht vermocht oder gewollt, im Gegensatz zu Katharinas zweiter Onkologin. Nachdem Frank den ersten Schock seiner Diagnose verkraftet hatte, habe ich ihn daher gefragt, ob er weiter bei der Urologin behandelt werden möchte. Es hat das bejaht, auch weil der nächste Facharzt über eine halbe Stunde Autofahrt weit weg war. Das wollte er nicht auf sich nehmen. Wir haben deshalb besprochen, dass er ihr gegenüber zumindest klar sagt, was er will und was nicht. Das hat bei den folgenden Terminen dann auch besser funktioniert.

Ärztinnen und Ärzte bilden wie andere Berufsgruppen auch eine breite Palette von Persönlichkeiten mit unterschiedlichen Fähigkeiten ab. Welche Kompetenzen und Charaktereigenschaften man bei seinem Arzt nun als besonders wichtig empfindet, wird sich von Patient zu Patientin unterscheiden. Für den einen ist es die Geduld und das Aushaltenkönnen von Emotionen. Die Nächste schätzt vor allem die Konzentration während des Gesprächs, eine klare Sprache und gezielte Rückfragen. In den seltensten Fällen wird alles perfekt zueinander passen. Ein derart hoher Anspruch erhöht eher die Chance, unzufrieden zu werden, weil man wahrscheinlich nie „den Richtigen“ oder „die Richtige“ findet. Sie werden selten genug Zeit für eine lange Suche nach dem perfekten Ansprechpartner haben. In den meisten Fällen werden Sie sich arrangieren, das heißt, sie werden Kompromisse eingehen. Gründe hierfür können neben der Dringlichkeit einer Behandlung auch die geringe Verfügbarkeit entsprechend spezialisierter Ärzte in Ihrer

Umgebung sein. Zu einem guten Kompromiss gehört aber auch, dass der Arzt, für den man sich entschieden hat, die eigenen grundsätzlichen Bedürfnisse anspricht und berücksichtigt.

Das Gegenstück zur rastlosen Suche nach dem optimalen Arzt ist, sich einfach nur treiben zu lassen, nicht zu beobachten, nichts zu hinterfragen und nichts selbst zu entscheiden. Am erfolgversprechendsten ist auch hier wahrscheinlich der viel zitierte Mittelweg. Versuchen Sie trotz der schwierigen Lage, in die Sie plötzlich und unverschuldet geraten sind, wach und aufmerksam zu bleiben und das Heft des Handelns in der Hand zu behalten. Lassen Sie nicht einfach andere für Sie entscheiden!

Wenn es Ihnen allerdings mit einem Arzt nicht gut geht, Sie sich immer wieder unverstanden fühlen und durcheinander oder gar verärgert aus dem Sprechzimmer kommen, dann schauen Sie sich nach einer Alternative um. Das hat auch Mark gemacht. Der Hirntumor seiner Mutter war weiter fortgeschritten und es zeichnete sich ab, dass sie bald sterben würde. Daher war sie erneut in ein, nun allerdings anderes, Krankenhaus gebracht worden. Mark und sein Vater haben sich die Versorgung der Mutter in der eigenen Wohnung zunächst nicht zugetraut. Mark erinnert sich: „Auf der Station ging es ihr inzwischen so schlecht, dass sie alleine in einem Zimmer lag. Dann schoben sie ihr eine ältere Dame, die auch im Sterben lag und fast ununterbrochen stöhnte, mit ins Zimmer. Da bin ich zum Stationsarzt hin und habe gefragt, ob es keine andere Lösung gebe, denn meine Mutter würde doch alles mitbekommen. Seine Antwort: ‚Na die Dame ist doch schon viel ruhiger geworden.‘ Da war ich so perplex, da wusste ich nicht mehr, was ich sagen sollte. Merkt der denn gar nicht, was mit der Frau los ist? Er hätte mir doch erklären können, warum er die beiden Frauen zusammen in ein Zimmer gelegt hat. Wenn er gesagt hätte: Wissen Sie, ich habe keinen Platz, ich weiß nicht, wie ich es machen soll – das hätte ich verstanden. Aber so dachte ich nur: Ich sehe zu, dass ich das hier beende und meine Mutter nach Hause hole.“

Situationen, in denen sich die Betroffenen nicht selbst artikulieren können wie bei Marks Mutter oder auch bei Ole, sind für die Angehörigen eine besondere Herausforderung. Man empfängt selbst keine Körpersignale. Man weiß nicht, wie es sich anfühlt und was die Betroffenen wollen. Trotzdem muss man die Kommunikation mit den Ärzten führen und Entscheidungen treffen. Ob Mark, Jule oder Robert, sie alle haben versucht, so zu entscheiden, wie es sich im jeweiligen Moment gut anfühlte. Richtig oder falsch war nicht das Kriterium. Maßgeblich war, auch hinterher ohne Reue darauf zurückblicken zu können. Dabei war es für Jule und Robert ein Vorteil, dass sie sich, im Gegensatz zu Mark, miteinander austauschen konnten.

Bei der Lage, in die Marks Mutter geraten war, ist letztlich egal, an was es hier mangelte: an Respekt, an Engagement oder schlicht an Professionalität. Wenn wir Ärzte uns so verhalten, müssen wir uns über schlechte Schlagzeilen und zunehmende juristische Auseinandersetzungen nicht wundern. Mark sah keine andere Möglichkeit, als seine Mutter nun doch zum Sterben in ihre gewohnte Umgebung zu holen. Er hat mir erzählt, dass er ihr nach besten Kräften einen liebevollen, würdigen Abschied ermöglichen wollte. Auch wenn er und sein Vater sich mit einer Sterbenden in den eigenen vier Wänden vollkommen überfordert fühlten. Es war doch seine Mutter, die starb.

Pflegebett, Medikamente, Essen und Trinken, einen Urologen für die verstopfte Blase – um alles musste er sich jetzt selbst kümmern. Es gab unendlich viel zu organisieren und alles musste ganz schnell gehen. Er wusste überhaupt nicht, wen er fragen sollte. Wer war denn jetzt zuständig? Er hing völlig in der Luft. Zeit für seine eigene Trauer und das Abschiednehmen gab es nicht. Dabei hatte er sich genau das vorgestellt, als er seine Mutter überredet hatte, auf eine Palliativstation zu gehen: dass es für alle, seine Mutter, seinen Vater und für ihn ein gutes Abschiednehmen werden könnte. Sicher hätte Mark die Unterstützung durch einen Palliativarzt geholfen, der ins Haus kommt und mit dem er hätte sprechen können. Über körperliche Dinge, die ihm bei seiner sterbenden Mutter Sorge bereiteten, oder einfach nur mal loswerden, wie leer und traurig er sich fühlte. Aber das blieb auf der Strecke, als die ursprüngliche Planung über den Haufen geworfen worden war und kurzfristig die Pflege zu Hause organisiert werden musste. Trotz der ungeheuren Anstrengung waren Mark und sein Vater am Ende froh, dass sie die Mutter nach Hause geholt hatten. Mark saß an ihrem Bett, als sie gestorben ist. Das sei ein guter Moment gewesen, auch wenn er unglaublich traurig war. Erst danach spürte er seine Erschöpfung.

Herr Taubert war ein junger Familienvater, den ich während meiner Zeit in der onkologischen Ambulanz betreute. Er war einer der Patienten, denen ich zweimal eine schlechte Nachricht übermitteln musste. Knapp zwei Jahre zuvor hatte er die Entfernung eines bösartigen Darmtumors gut überstanden und kam seither regelmäßig zu den Kontrolluntersuchungen in meine Sprechstunde. Ich erinnere mich, dass er damals, als ich ihm seine Diagnose mitgeteilt habe, sehr gefasst wirkte. Zusammen mit seiner Familie würde er das schon überstehen. Er war eher der Typ, der Kontakt zu Menschen brauchte und aktiv sein musste. Er zog sich nicht zurück, ganz im Gegenteil. Und er war überzeugt, diese Krise zu überwinden. Als der Tumor entfernt und er wieder bei Kräften war, setzte er sich oft auf sein Rennrad oder ging mit seinen Freunden zum Bowling. Ganz offensichtlich hatte er einen großen Freundeskreis, in dem er Unterstützung fand und der ihm glückliche Momente ermöglichte.

Der durch die Krankheit bedingte Stress schien an ihm abzuperlen. Von Hoffnungslosigkeit oder gar Angst keine Spur. Doch ich habe auch andere Patienten erlebt. Es gab abstinent lebende Alkoholiker, die wieder anfingen zu trinken, oder Patientinnen, die kaum noch etwas gegessen haben und nur noch einzelne Wörter hervorbrachten. Grundsätzlich verfügen wir alle, jeder von uns, über Fähigkeiten, um Widrigkeiten entgegenzutreten. Wir können auf innere und soziale Ressourcen zurückgreifen, die uns nach einem Schicksalsschlag helfen, wieder unser psychisches Gleichgewicht zu finden. Diese im heutigen Sprachgebrauch gern als Resilienz bezeichnete Fähigkeit ist bei verschiedenen Menschen unterschiedlich stark entwickelt. Ist das berühmte Glas für Sie eher halb leer oder halb voll? Als das letzte größere Problem in Ihrem Leben auftauchte, was hat Ihnen da am meisten geholfen?

Der Begriff Resilienz geht zurück auf die physikalische Forschung, in der untersucht wird, wie gut es einem Material nach einer Fremdeinwirkung gelingt, die Ausgangsposition wieder einzunehmen. Es geht um Widerstands- und Anpassungsfähigkeit. Wenn Sie eher zu den Menschen gehören, denen das Glas halb voll erscheint, schöpfen Sie in einer solchen Krise vermutlich Kraft aus Ihrer Beziehung oder Sie umgeben sich mehr mit Ihren Freunden. Mancher möchte lieber am Strand spazieren gehen, Sport oder Musik machen, jede und jeder hat seine persönlichen Rituale, die helfen und trösten. Daran werden Sie sich auch dieses Mal erinnern und darauf vertrauen.

Aber was tun, wenn da nur noch ein großes schwarzes Loch ist und das Glas so beängstigend leer wirkt? Der Begriff Resilienz ist zwar inzwischen zu einem Modewort mutiert. Im Internet und in zahlreichen Büchern wird einem gern erklärt, wie sich die eigene Widerstandsfähigkeit steigern lässt. Aber daran ist durchaus ein Körnchen Wahrheit. So wird die Resilienz, über die man verfügt, von Raffael Kalisch, der am Leibniz-Institut für Resilienzforschung in Mainz eine Langzeitstudie zu diesem Thema leitet, nicht als gegebenes Schicksal beschrieben, sondern als eine trainierbare Fähigkeit. Sie können also selbst etwas dafür tun. In einer misslichen, verzweifelten Lage noch etwas Gutes zu finden, in einer ungewissen Situation eher an einen positiven Verlauf der Ereignisse zu glauben, ist nicht nur den anderen vorbehalten. Allerdings, und das ist ein wesentlicher Unterschied zu den ebenso verlockenden wie kostspieligen Online-Angeboten zu diesem Thema, ist so ein Lernprozess längerfristig angelegt. Besser mit Widrigkeiten umzugehen und die eigene Überzeugung, dass man etwas bewirken kann, zu stärken, geschieht nicht über Nacht, meint Kalisch. Es setzt Ihren Willen voraus, an sich selbst zu arbeiten.

Es gibt aber auch Beispiele, wie es gelingen kann, mitten in einer Krise die eigene Stimmung und die Sicht auf die Dinge zu verbessern. Eine Untersuchung der Universität Malaga berichtet von einem Workshop-Angebot für an Brustkrebs erkrankte Frauen mit dem Ziel, einen souveränen Umgang mit ihrer Erkrankungssituation zu erreichen. Maria Cerezo und ihr Team beobachteten 175 Frauen, wobei eine Hälfte Entspannungstechniken und Rollenspiele durchführte, um die Achtsamkeit für sich selbst und die Fähigkeiten zur Kommunikation von Emotionen zu verbessern. Die andere Hälfte der Frauen erhielt diese zusätzlichen Maßnahmen nicht. Nach vierzehn Wochen wurden alle Patientinnen mittels Fragebögen erneut zu ihrem psychischen Befinden befragt. Dabei zeigten die Patientinnen, die an den Interventionen teilgenommen hatten, nach Ablauf der Studienphase einen viel optimistischeren Blick auf ihr Leben und ein deutlich gesteigertes Selbstwertgefühl. Damit eine solche Hilfe gut funktioniert, empfiehlt Maria Cerezo, damit möglichst unmittelbar nach der Diagnose zu beginnen.

Man kann also etwas dafür tun, um die Hiobsbotschaft besser zu verkraften. Vielleicht ist dies ja eine gute Information für Sie als Angehörige, um Ihre Frau oder Ihren Vater zu motivieren. Fragen Sie Ihren Arzt, die Freunde, fragen Sie nach solchen Resilienz fördernden Angeboten. Auch wenn es unrealistisch ist anzunehmen, es gebe in jeder Stadt und jedem Landstrich die Möglichkeit, sich einer „Resilienz-Gruppe“ anzuschließen, vielleicht haben Sie ja Glück. Inzwischen laden deutlich mehr Kurse und Gruppen zur Teilnahme ein. Hätte ich die Wahl, würde ich ein Treffen vor Ort dem Internet vorziehen. Die Chance, an einen in der aktuellen Erkrankungssituation erfahrenen Therapeuten zu gelangen, der sich gezielt auf mich einzustellen vermag, erscheint mir ungleich größer. Auch bleibt man eher dabei als bei einem computerbasierten Kurs. Zu Hause am eigenen Schreibtisch ist man weniger fokussiert und lässt sich leichter ablenken. Deshalb halte ich einen Erfolg bei realen Treffen für eher wahrscheinlich.

Als ich Herrn Taubert vor einigen Jahren kennengelernt hatte, gab es diese Kurse noch nicht. Er erschien mir auch nicht als jemand, der in Gefahr war, den Boden unter den Füßen zu verlieren. Als ich ihm nun das zweite

Mal traurige Nachrichten mitteilen musste, machte er einen ganz anderen Eindruck auf mich. In der aktuellen Untersuchung hatten sich mehrere neu aufgetretene Rundherde in der Leber gezeigt. Damit werden Bereiche in der Leber bezeichnet, die sich in der Röntgenuntersuchung anders darstellen als das normale Lebergewebe und bei einer bereits durchgemachten Krebserkrankung hochgradig verdächtig auf Tochtergeschwüre sind. Die Leber ist ein typischer Ort für Metastasen eines Darmkrebses. Die charakteristische Darstellung dieser rundlichen Areale in der Computertomographie zusammen mit dem Wissen um eine Darmkrebserkrankung lassen eine Gewebeuntersuchung meist überflüssig erscheinen. Allerdings können solche Tumorabsiedlungen manchmal durch eine Operation vollständig entfernt werden, wodurch die Aussichten, den Krebs letztlich doch zu besiegen, deutlich steigen. Daher hatte ich im Vorfeld des Gespräches mit Herrn Taubert bereits den Rat der Chirurgen eingeholt. Die aber sahen aufgrund der Lage und der Größe der Rundherde aktuell keine Möglichkeit zu operieren. Somit blieb mir nichts anderes übrig, als den jungen Familienvater darüber zu informieren, dass der Tumor in Form von Lebermetastasen wieder aufgetreten war. Diese seien inoperabel.

„Das kann doch gar nicht sein! Was soll ich denn jetzt machen? Meine Frau ist wieder schwanger. Was soll ich ihr denn erzählen? Ich muss ihr doch irgendetwas sagen können.“ Diese Reaktion hatte ich nicht erwartet. Herr Taubert war als gesunder Mann in mein Sprechzimmer gekommen und ging mit der Gewissheit, an einer tödlichen Erkrankung zu leiden, wieder heraus. Daran konnte ich nichts ändern. Im Gegenteil, es war ja meine Pflicht, ihm genau das zu sagen. Mir ist es wichtig, auch in solchen Momenten ehrlich zu bleiben. Ohne Unwahrheiten zu erzählen, wollte ich trotzdem seine Hoffnung nicht zerstören und ihm eine Perspektive aufzeigen. „Wir können Medikamente über die Vene geben“, schlug ich vor. „Eine Kombination aus Chemotherapie und speziellen Eiweißen, sogenannten Antikörpern. Die Chance auf eine Verkleinerung der Metastasen infolge der Therapie ist gut.

Im Anschluss können Sie möglicherweise doch noch operiert werden. Das können Sie Ihrer Frau sagen. Und bringen Sie sie zum nächsten Termin am besten mit. Ich würde das gern Ihnen beiden gemeinsam erklären, wenn das für Sie in Ordnung ist."

In diesem Fall existierte tatsächlich eine reale Behandlungsmöglichkeit, die in einem Teil der Fälle zu einer nachträglichen Tumorentfernung führte. Es gab also eine begründete Hoffnung. In anderen Fällen kann ich einen solchen Ausweg nicht anbieten. Ich glaube aber, dass sich auch in einer scheinbar ausweglosen Situation fast immer etwas Positives findet, dass man dem Patienten mit auf den Weg geben kann. Wenn der Arzt nicht selbst davon zu reden beginnt, dann fragen Sie ihn, ob es nicht etwas gibt, was die ganzen schrecklichen Nachrichten etwas erträglicher macht, irgendeinen Hoffnungsschimmer ... Falls Sie es nicht schaffen, bringt vielleicht Ihre Begleitung das Thema zur Sprache. Das Gespräch mit einer positiven Botschaft zu beenden, einen guten Impuls mitzunehmen ist wichtig. Auch weil die letzte Nachricht in der Regel länger im Gedächtnis bleibt als die vorherigen.

Zum nächsten Termin kam Herr Taubert mit seiner Frau. Wir haben die Chancen, die eine kombinierte Immun-Chemotherapie bieten würde, besprochen. Da wirkte er schon wieder viel gefasster. Seine Familie gab ihm offenbar noch immer großen Halt. Das war ermutigend und ist nicht bei jedem Patienten der Fall. Die Therapie hat in der Folge bei ihm gut angeschlagen. Die Lebermetastasen sind dadurch so geschrumpft, dass sie operiert werden konnten. Er konnte nicht nur die Geburt seines dritten Kindes miterleben, sondern blieb auch in den kommenden Jahren von einem erneuten Wiederauftreten seiner Krebserkrankung verschont.

7

»Ein Nachmittag mit Folgen«

Angehörige können eine Herausforderung sein

Ich war noch nicht bei dem kleinen Besprechungstisch angekommen, da prasselten schon die ersten aufgeregten Fragen auf meinen Rücken nieder. Das hatte mir gerade noch gefehlt. Der Tag in der Ambulanz war durch eine Reihe nicht geplanter Patientengespräche besonders anstrengend gewesen. Ich drehte mich um, versuchte freundlich zu gucken und bat alle Anwesenden, sich doch erst einmal zu setzen. Dann nahm ich selbst Platz und schaute Frau Hartmann, ihren Ehemann und eine junge Frau, die ich nicht kannte, ruhig an.

Auf dieses Gespräch hatte ich mich ausführlich vorbereitet. Bereits eine Woche zuvor hatte ich die Patientin angerufen, um den heutigen Termin zu vereinbaren. In der Regel muss ich die Organisation der Sprechstunde nicht selbst durchführen. Die Schwestern erledigen das zuverlässig und geräuschlos. In diesem Fall aber war es mir wichtig, selbst den Hörer in die Hand zu nehmen. Ich betreute Frau Hartmann schon einige Jahre. Ohne Details zu nennen, wollte ich ihr bereits im Vorfeld mitteilen, dass es neben den aktuellen Ergebnissen auch um Entscheidungen über die weitere Therapie gehen würde. Vor dem Treffen rief ich mir die letzten Begegnungen noch einmal ins Gedächtnis, ging den Therapieverlauf und die Ergebnisse der aktuellen Untersuchungen durch. Der Krebs in ihrer Leber war zwar nicht deutlich, aber ein wenig weitergewachsen. Insgesamt sah es so aus, dass wir auch mit der aktuellen dritten Therapie die Erkrankung nicht stoppen konnten. Und das musste ich meiner Patientin heute erklären. Glücklicherweise strahlte ihr Mann stets Geduld und Zuversicht aus. Ruhig nahm er auch an diesem Tag die Hand seiner Frau, drückte sie behutsam und hielt sie während des gesamten Treffens. Keine Therapie, keine Besprechung, bei der er nicht an ihrer Seite gewesen wäre.

Beide wussten, dass ich ihnen die Wahrheit zu den aktuellen Befunden sagen würde. Es sei nicht nur für sie, so hatte ich zu Beginn unseres Kennenlernens erklärt, sondern auch für mich wichtig, alles offen und ehrlich anzusprechen. Aber die Wahrheit zu hören erfordert in manchen Situationen ziemlich viel Mut. Arztbesuche fallen häufiger in diese Kategorie. Manchmal müssen die Lebensweichen danach neu gestellt werden.

Trotzdem teile ich die Auffassung nicht, dass man Ihnen als Patient Wahrheiten vorenthalten sollte, weil man Sie schonen will. Ein solches Aufschieben ist kräftezehrend – für alle Beteiligten. Sie als Patient merken sowieso, dass die Information, die darüber entscheidet, wie es mit Ihnen weitergeht und auf die Sie so lange gewartet haben, nicht ausgesprochen wird. Wenn ich eigenmächtig darüber urteile, was Sie verkraften können oder nicht, werde ich einem respektvollen Umgang nicht gerecht. Das heißt jedoch nicht, dass derartige Gespräche für mich Routine sind. Schlechte Nachrichten verständlich und empathisch mitzuteilen ist anspruchsvoll und manchmal sehr schwer. Nicht immer sind mir die Gespräche gut gelungen. Vor diesem Hintergrund war der Nachmittag mit Familie Hartmann eine Herausforderung für mich.

Das Recht auf Aufklärung und Wahrheit musste ich natürlich auch der jungen Frau zugestehen, die mir Frau Hartmann zu Beginn des Gespräches als ihre Tochter vorstellte. Das Problem war nur, dass sie mich mit Fragen beschoss, obwohl ich noch gar nicht recht begonnen hatte. Es fühlte sich an, als wolle sie eine Lösung für die Erkrankung ihrer Mutter aus mir geradezu herauspressen. „Wie sieht es denn bei meiner Mutter aus? Hat die aktuelle Therapie nun etwas gebracht? Wird es ihr bald wieder bessergehen? Wissen Sie, ich wohne über 200 Kilometer weit weg und habe selbst einen anstrengenden Beruf. Ich möchte mich darauf verlassen können, dass hier alles in Ordnung ist." Was sollte ich darauf antworten? Ich konnte mich nicht daran erinnern, schon einmal derart von einem Angehörigen bestürmt worden zu sein. Die Atmosphäre war im Handumdrehen angespannt – ganz anders als ich es sonst von den Begegnungen mit den Hartmanns kannte. Die Worte, die ich mir für das Gespräch zurechtgelegt hatte, schienen mit einem Mal nicht mehr viel wert.

Ich habe versucht, mich innerlich zu sammeln, und überlegt, wie ich nun am besten weitermachen und die Situation etwas beruhigen konnte. Im Mittelpunkt mussten Frau Hartmann und die Mitteilung der aktuellen Befunde stehen. In diesen Mittelpunkt hatte sich nun aber ihre Tochter gedrängt. Daher entschied ich mich dafür, zunächst auf sie einzugehen. Ich sprach sie direkt an und versuchte ihr etwas die Aufregung zu nehmen. Ich bat um Verständnis, dass ich zunächst ihrer Mutter die aktuellen Untersuchungsergebnisse berichten und erläutern wollte. Diese würden in unmittelbarem Zusammenhang mit den von ihr gestellten Fragen stehen. Wir könnten dann im Anschluss gemeinsam darüber sprechen. Dies schien auch die Tochter für einen gangbaren Weg zu halten, denn nun hörte sie zu, was ich zu sagen hatte. Vater und Mutter wirkten ebenfalls beruhigt und wendeten den Blick von ihrer Tochter wieder zu mir.

Nach der inhaltlichen Vorbereitung versuche ich mir zu Beginn des Treffens ein Bild vom aktuellen Gemütszustand meiner Patienten und ihren Erwartungen zu machen. Das ist wichtig, damit ich im Gespräch möglichst den richtigen Ton treffe. Meine Erläuterungen können noch so akkurat sein. Entscheidend ist, ob bei den Patienten auch ankommt, worum es geht. Daran muss ich mich letztlich messen lassen. Da hilft es, wenn ich zumindest eine ungefähre Vorstellung von der aktuellen emotionalen Situation habe. Das trifft selbstverständlich ebenso auf die Angehörigen zu. Seien Sie daher über allgemein anmutende Fragen zu Gesprächsbeginn nicht verwundert. Dass Ihr Arzt nicht sofort auf den Punkt kommt, obwohl er doch wissen sollte, dass Sie wie auf heißen Kohlen vor ihm sitzen, hat seinen Grund. Ihm ist Ihr Wunsch nach Antworten vollkommen klar. Doch die Charaktere und Stimmungen im Sprechzimmer wechseln mit jedem Menschen, der hereinkommt. Die Stimmung ist auch bei ein und demselben Patienten nicht immer gleich. Und beim Arzt natürlich auch nicht. Das ist, glaube ich, völlig normal. Manchmal sind wir gut drauf, ruhig und ausgeglichen. An einem anderen Tag wiederum genügt ein falscher Ton und wir springen aus dem Anzug. Und manchmal sind wir einfach nur traurig, möchten uns die Decke über den Kopf ziehen und von allem nichts wissen. Es kommt auch vor, dass die Stimmung während eines Gesprächs wechselt. Sich gut auf jeden Einzelnen und jede Situation einzustellen ist wichtig. Aber auch für einen geübten Arzt ist das kein Selbstläufer. Da muss sich jeder immer wieder neu herantasten.

Bei einer anderen Patientin hätte ich vermutlich mehrere Fragen gestellt, um einen Eindruck der aktuellen Verfassung, körperlich und seelisch, zu gewinnen. Bei Frau Hartmann genügte mir eine einfache Frage: „Wie geht es Ihnen heute?" Ich erwartete ihre ruhige, selbstbestimmt vorgetragene Antwort, die ihre Stimmung gut widerspiegeln würde. So war es jedenfalls in der Vergangenheit immer gewesen. Bei anderen Patienten waren mehrere Anläufe nötig, denn nicht jedem fällt es leicht, auszudrücken, wie es um ihn bestellt ist. Meine Erfahrung ist, dass es bei Männern gern eine Frage mehr sein darf. Dann kann ich aus den oft sehr kurzen Antworten das Stimmungspuzzle zusammensetzen. Dass die Tochter meiner Patientin aufgeregt war, war nicht zu übersehen.

„Danke Herr Doktor, mir geht es eigentlich gut." Ich war innerlich erleichtert, da sich die mir vertraute Gesprächsatmosphäre wieder einzustellen begann. Der Tochter konnte ich offenbar etwas die Anspannung nehmen und so rief ich mir meine Gesprächsvorbereitungen wieder ins Gedächtnis. Ich wollte der sympathischen Patientin zunächst die Ergebnisse der Computertomographie erläutern. In einem zweiten Teil des Gesprächs ging es darum, mögliche Perspektiven aufzeigen, ohne sämtliche Details schon in dieser Sitzung zu besprechen. Es gab keinen Grund für überstürzte Aktionen. Mir erschien es wichtiger, den beiden die Zeit zu lassen, die sie brauchten, um den erneuten Rückschlag in der Therapie gemeinsam zu verarbeiten. Bisher hatte ich die Eheleute als eine kraftvolle Einheit erlebt. Ihre tiefe gegenseitige Zuneigung war förmlich greifbar. Herr Hartmann wirkte selbst auf mich als Außenstehenden wie ein Ruhepol und Kraftquell. Das waren gute Voraussetzungen für unser Gespräch. So begann ich Frau Hartmann zunächst die Zunahme der Leberherde zu beschreiben und versuchte, die Befunde in ihrer Bedeutung einzuordnen.

„Das heißt doch, dass die ganze Quälerei wieder umsonst war“, unterbrach mich die Tochter. Keiner der beiden sagte etwas dazu. Es schien, als ob die richtigen Worte gerade nicht verfügbar waren. Vielleicht war es auch ein Ausdruck ihres Vertrauens, dass ich die Situation schon in den Griff bekommen würde. Aber ich war wieder aus dem Konzept. Meine Aufmerksamkeit verschob sich erneut von der Mutter zur Tochter. Ich versuchte ihr noch einmal deutlich zu machen, dass ich es für sinnvoll hielt, mich zunächst einmal die Fakten vollständig berichten zu lassen. Sie hielt dagegen, dass es doch eine wichtige Frage sei und sie auch wissen müsse, wie es nun mit ihrer Mutter weiterginge. Ich schlug einen Kompromiss vor. Zunächst würde ich die Erläuterung der Befunde abschließen und einen Vorschlag zu weiteren Behandlungsmöglichkeiten unterbreiten. Im Anschluss könnten wir dann sämtliche Fragen im Zusammenhang besprechen. Ich reichte ihr Zettel und Stift, damit sie sich Notizen machen konnte und nicht befürchten musste zu vergessen, was sie eigentlich fragen wollte. Dafür bat ich sie, mir nicht wieder ins Wort zu fallen.

Der Plan ging nicht auf. Nach wenigen weiteren Sätzen unterbrach sie mich erneut. Nun war ich es, der ihren Redefluss stoppte. Ich holte tief Luft und bat sie, mein Sprechzimmer zu verlassen. Sie könne draußen auf ihre Eltern warten. Für ihre Fragen stünde ich ihr nach dem Gespräch zur Verfügung. Sie schaute mich überrascht und ungläubig an. Sie setzte zum Protest an, aber meine Geste Richtung Tür verbunden mit der erneuten Aufforderung zum Verlassen des Zimmers war eindeutig. Sichtbar aufgewühlt verließ sie den Raum. Mein Puls raste. Zum ersten Mal hatte ich jemanden aufgefordert, mein Sprechzimmer zu verlassen. Aber in diesem Moment sah ich keine andere Möglichkeit.

Die Alternative wäre gewesen, das Gespräch insgesamt abzubrechen. Zusätzlich zu der verlorenen Zeit hätte ich Frau Hartmann dann weiter im Ungewissen über ihre Befunde lassen müssen. Meist wird die Zeit des Wartens auf einen Befund aufreibender und Energie raubender empfunden als die Mitteilung des Ergebnisses, auch wenn es kein gutes Ergebnis ist. Mit einer wie auch immer gearteten Gewissheit zu leben ist einfacher. Ich wollte das Gespräch mit meiner Patientin daher unbedingt fortsetzen und die Untersuchungsergebnisse erläutern. So wie sich die Tochter verhielt, war das aber nicht möglich.

Die harte Entscheidung, die Tochter zunächst aus dem Zimmer zu bitten, ist mir nicht leichtgefallen. Ich war in diesem Moment selbst sehr angespannt. Mir war auch bewusst, dass ich damit ein Risiko einging. Die Situation hätte durchaus weiter eskalieren oder die Eltern hätten sich dafür einsetzen können, dass ihre Tochter bleibt. Denn schließlich hatte sie sich extra Zeit genommen, um bei dieser Befundbesprechung dabei zu sein. Und eigentlich sollte mein Telefonat Frau Hartmann dabei unterstützen, eine weitere Begleitperson einzubinden. Denn was ich ihr zu sagen hatte, waren keine guten Neuigkeiten. Auch wenn mir die Begleitung durch ihren Ehemann tadellos erschien, vielleicht brauchten die beiden zusätzliche Hilfe. Offensichtlich wollte sie gern, dass diesmal auch die Tochter mit dabei war. Und ich hatte nichts Besseres zu tun, als diese vor die Tür zu setzen.

Interessanterweise sagten die beiden während dieser angespannten Phase kein Wort. Hätten sie das Bedürfnis ihrer Tochter nach Information unterstützt, wäre das nachvollziehbar, für mein Verhältnis zu der Patientin aber nicht von Vorteil gewesen. Für die Vertrautheit und Entspanntheit, die meine Beziehung zu Frau Hartmann und ihrem Mann stets ausgezeichnet hatten, wäre das vermutlich erst einmal ein Rückschlag gewesen. Dieses Verhältnis zu erhalten stand für die beiden offenbar an vorderster Stelle. Nachdem die Tochter das Sprechzimmer verlassen hatte, war es einige Zeit völlig still. Schließlich brach Frau Hartmann das Schweigen: „Herr Doktor, so kenne ich meine Tochter gar nicht. Bitte entschuldigen Sie." Ich wusste nicht genau, was ich ihr darauf antworten sollte. Die ganze Situation machte auch mich betroffen. „Da müssen Sie sich nicht entschuldigen. Ich bin nicht glücklich damit, dass ich Ihre Tochter jetzt vor die Tür gesetzt habe. Aber ich hatte das Gefühl, dass ich Ihnen gar nicht berichten kann, was die aktuelle Therapie gebracht hat, weil ich ständig unterbrochen wurde", versuchte ich mich für meine Aktion zu rechtfertigen. „Sie ist offenbar sehr aufgeregt. Ich spreche besser gleich in Ruhe mit ihr." Durch diese Episode hatte sich eine zusätzliche Schwere auf die ohnehin schon angespannte Situation gelegt. Im Folgenden habe ich versucht, die unangenehmen Tatsachen so einfühlsam wie möglich zu vermitteln.

Wie kann es Ihnen als Angehöriger gelingen, gegenzusteuern, wenn Sie merken, dass Sie sehr aufgeregt sind? Wodurch können Sie vermeiden, eine Stimmung zu erzeugen, die für alle aufwühlend und unangenehm wird? Nach meiner Erfahrung sind die Emotionen auch bei Angehörigen in einigen Fällen so stark, dass sie einfach raus müssen. Das habe ich selbst so erlebt. Dann müssen alle Beteiligten damit umgehen, so gut es geht. Vielleicht schaffen Sie es in so einem Moment aber auch, kurz selbst zu reflektieren: Nützt das, was ich hier mache, eigentlich? Geht es noch um meine Mutter oder eher um mich selbst? Kann ich noch hören, was die anderen sagen? Lasse ich sie ausreden?

Nicht immer und nicht allen wird es gelingen, das eigene Auftreten zu hinterfragen, ruhig und sachlich zu bleiben und die eigenen Gedanken erst einmal auf einen Zettel zu schreiben. Dass Sie sich perfekt unter Kontrolle haben, wird eine Ärztin oder ein Arzt in einem für die weitere Zukunftsplanung wichtigen Gespräch nicht von Ihnen erwarten. Es geht an die Substanz und das ist auch den Fachleuten klar. Aber möglicherweise hilft es Ihnen, sich bereits vor dem Gespräch oder wenn Sie merken, dass die Aufregung heranrollt, daran zu erinnern, dass Sie heute ruhig bleiben wollten. Was auch möglich ist: Sie sagen mir schon am Beginn des Zusammentreffens, dass Sie wegen Ihrer Mutter heute sehr aufgeregt sind. Dann kann ich versuchen, mich besser darauf einzustellen.

Nicht nur das Hören, auch das Aussprechen einer Wahrheit ist unter Umständen herausfordernd. Der Arzt muss eine traurige Nachricht überbringen und darauf vorbereitet sein, dass sich Frust, Wut und Unverständnis an ihm entladen, obwohl er in der Regel nur der Bote und nicht der Verursacher ist. Wenn ich zurückdenke, waren in dieser Situation gerade Patienten, die mich direkt um Offenheit gebeten haben, eine große Hilfe für mich. Ich habe von ihnen gelernt. Denn ich bin mit dem Thema Offenheit bei meinen ersten Gesprächen direkt nach dem Studium nicht so offensiv umgegangen. Mit Ende zwanzig fehlen einem da ganz einfach noch die Erfahrungen. Die Kommunikation, das Arzt-Patienten-Gespräch, spielte im Studium kaum eine Rolle. Aber mir war mit der Zeit aufgefallen, dass in den meisten Fällen die Gespräche besser verliefen, wenn ein Patient zu mir meinte: „Bitte reden Sie nicht drum herum, sondern sagen Sie, was Sache ist!“ Mir war dadurch eine Last genommen und ich fühlte mich freier, die Dinge, die gesagt werden sollten, auszusprechen. Das war eine klare Situation für alle Beteiligten: Auf der einen Seite sitze ich mit der Aufgabe, alles wahrheitsgemäß und so klar wie möglich zu erzählen, und auf der anderen Seite sitzt der Patient, der mich bittet: „Sagen Sie mir genau, was los ist.“ Das ist ein bisschen so, als wenn Ihnen jemand die Tür schon öffnet, bevor sie angeklopft haben.

Ich habe auch Situationen erlebt, in denen die Angehörigen mehr erfahren wollten als der Patient selbst. Auch das ist für mich in Ordnung. Allerdings nur, wenn der Patient diesem Vorgehen ausdrücklich zugestimmt hat. Generell, denke ich, sollten die Angehörigen nicht mehr über die Erkrankung wissen als der Betroffene.

Warum erzähle ich Ihnen die Geschichte der Hartmanns? Der Einfluss, den Angehörige auf Verlauf und Ergebnis eines Arztgespräches nehmen können, ist nicht zu unterschätzen. Dass sich die Tochter um ihre Mutter sorgt und helfen will, ist gut und verständlich. Das unterstütze ich unbedingt, denn leider habe ich genügend Patienten erlebt, die immer allein in die Sprechstunde kamen. Weil niemand aus der Familie sie begleiten wollte oder es keine Angehörigen mehr gab. Ich hätte der Tochter gerne mehr geholfen. Aber die Art und Weise, in der sie die Klärung ihrer eigenen Fragen in den Vordergrund schob, konnte ich nicht tolerieren, weil es in dieser Situation für meine Patientin nicht gut war. Während meiner Ausbildungszeit an der Kieler Universitätsklinik Ende der 1990er Jahre erlaubte der Personalschlüssel uns noch, jeden Nachmittag mindestens eine halbe Stunde nur für Fragen der Angehörigen zu reservieren. Eine Station ist zwar auch organisatorisch etwas völlig anderes als eine Ambulanz. Sich gezielt Zeit nur für die Angehörigen nehmen zu können war aber großartig. Aus heutiger Sicht ein Luxus, denn die Zeit, egal ob auf der Station oder in der Ambulanz, ist mittlerweile knapp bemessen.

In den allermeisten Fällen sind die Angehörigen eine wahre Stütze für die Betroffenen. Sie können – so wie Silke für Katharina und Stefanie für meinen Bruder – nicht nur eine Schulter zum Anlehnen bieten, sondern sich direkt in die Diskussion einschalten, zu Hause mit anpacken, Fragen nach dem Arztgespräch diskutieren und sogar zu einem Arztwechsel raten. Silke hat es einmal so ausgedrückt: In einer Art Arbeitsteilung übernähme sie den emotionalen Teil. Es würden bei ihr auch mal die Tränen laufen, während Katharina als Betroffene alles sehr rational sehe. In gewisser Weise war sie für ihre Freundin ein emotionaler Spiegel. Katharina musste in dem Moment die Gefühle nicht selbst durchleben und konnte sich auf das konzentrieren, was gesagt wurde. Denn natürlich werden in einem Gespräch mit dem Arzt viele Informationen ausgetauscht, die man als Patient möglichst vollständig mitbekommen möchte. Vielleicht wollte sie die Diagnose auch erst einmal nicht zu sehr an sich heranlassen. Die Übernahme des emotionalen Teils durch Silke war von den beiden Frauen vorher nicht geplant worden. Sie hat sich in der Situation ergeben, und sicher waren auch ureigene Gefühle von ihr dabei, die die Tränen haben laufen lassen.

Silke war sehr traurig. Die Tochter von Frau Hartmann war sehr aufgeregt. Die Gefühlswelt der Angehörigen ist immer mit dabei. Als Außenstehender bleibt mir nur der Versuch, die oft sehr unterschiedlichen Reaktionen der Angehörigen einzuordnen. Habe ich das Gefühl, dass ihre Kommentare oder ihr Auftreten der Patientin nützen? Oder tragen sie zu ihrer Verunsicherung bei? Welche Bindung scheint zwischen den Beteiligten zu bestehen? Muss ich mich für einen Moment eher um die Angehörigen kümmern? Ob ich dabei mit meiner Einschätzung richtig liege, zeigt sich erst im weiteren Verlauf. Mitunter auch gar nicht.

Manchmal, wie bei den Hartmanns, sieht es von außen so aus, als wäre das Verhalten der Angehörigen für die Patienten keine große Unterstützung. Vielleicht habe ich mich in diesem Fall aber auch gründlich getäuscht. Frau Hartmann wollte ihre Tochter vermutlich stärker in ihre eventuell letzte Lebensphase hineinholen. Dass dies mit Trauer und Sorge verbunden sein würde, hat sie bestimmt geahnt. Insofern konnte ich gar nicht wissen, ob sie selbst sich vom Auftreten ihrer Tochter gestört fühlte. Vielleicht war sie ihr sehr dankbar für all die Unterstützung, die sie leistete, von der ich aber nichts wusste, da mein Radius nun einmal die Sprechstunde ist. Ich kann nur von dem Wissen über die Beteiligten ausgehen, das ich bis dahin gesammelt habe. Darauf gründet, was ich sage und wie ich handle. Diese Informationen versuche ich mit meiner grundsätzlichen Einstellung in Einklang zu bringen, wonach Erkrankte nicht in die Lage geraten sollten, ihr Verhalten nach den Vorstellungen oder Ängsten der Angehörigen ausrichten zu müssen.

Aus diesem Grund kam es bei einem Gespräch mit dem Ehepaar Schöneich zum Eklat und letztendlich zum Bruch. Die beiden haben sich einen anderen Arzt gesucht. Und das lag weniger an der Patientin, sondern vielmehr an dem Verhältnis zwischen ihrem Ehemann und mir. Die Schöneichs hatten zwei schulpflichtige Kinder. Frau Schöneich litt unter einem bösartigen Tumor der Bauchspeicheldrüse und ihr Ehemann war als Vertreter eines mittelständischen Unternehmens viel unterwegs. Er richtete es sich in der Regel aber so ein, dass er bei den Arztbesuchen mit dabei sein konnte. Redegewandt und durchsetzungsstark bestritt er zumeist auch die Kommunikation und übernahm auch gleich die Entscheidungen. Das war für mich nicht einfach.

Ich versuchte immer wieder direkt mit Frau Schöneich zu sprechen, was mir nur selten gelang. Vom Befinden der Patientin wurde ich, obwohl sie direkt vor mir saß, fast nur durch Erzählungen ihres Ehemanns unterrichtet. So ähnlich wie bei Patienten, die einen Dolmetscher benötigen, erfuhr ich alles nur aus zweiter Hand. Ich kam nicht an Frau Schöneich heran, um von ihr selbst zu hören, wie es ihr geht oder was für Probleme aufgetaucht waren. Irgendwann wurde es mir zu bunt und ich habe Herrn Schöneich eindringlich gebeten, seine Frau sprechen zu lassen, schließlich sei sie die Patientin. Das war für ihn keine Option. Er ist aufgestanden, hat seine Frau an die Hand genommen und sie haben die Ambulanz verlassen. Ich habe nie wieder etwas von ihnen gehört. Wenn die Vorstellungen vom gemeinsamen Umgang so unterschiedlich sind, ist es möglicherweise besser, wenn die Wege sich trennen. Eine gute Erfahrung war es für mich und wohl auch für die Schöneichs nicht.

Bei Silke und ihrer Freundin dagegen kam es mir wie eine ideale Aufgabenteilung vor, um die unterschiedlichen Anforderungen – Aufnahme von medizinischen Informationen und aufkommende Gefühle – zu verarbeiten. So etwas kann offenbar bei Menschen gelingen, die sich richtig gut verstehen.

Mir ist klar, dass nicht jeder eine solche beste Freundin hat, die er mit in die Sprechstunde nehmen kann. Aber es zeigt noch einmal, welche Sorgfalt es braucht, um seine Begleitung für den Gang zum Arzt auszuwählen. Angehörige können beruhigend, unterstützend, klärend sein. Sie können ein Gespräch aber auch kompliziert machen, weil sie zu sehr mit sich selbst beschäftigt sind oder weil sie eine schwierige Beziehungsgeschichte ins Sprechzimmer transportieren. Sie können durch unangemessenes Verhalten zu viel Aufmerksamkeit auf sich ziehen und damit den Patienten, aber auch den Arzt vom eigentlich Wichtigen ablenken.

Aus diesen Gründen erscheint es mir, wie im ersten Kapitel bereits erwähnt, sinnvoll, dass Sie sich nach Möglichkeit auf eine Vertrauensperson beschränken. Darüber hinaus wäre im Vorfeld zu überlegen, ob Ihr Angehöriger das leisten kann, was Sie von ihm erwarten. Davon hängt ab, ob Sie wirkliche Hilfe erfahren oder sich womöglich eine zusätzliche Belastung schaffen, weil Sie sich nun auch noch um Ihren Angehörigen kümmern müssen. Ihr Angehöriger ist oft der erste Mensch, der direkt Ihre Diagnose erfährt. Nicht jeder verkraftet es zu hören, dass der geliebte Partner schwer erkrankt ist. Große Nähe schränkt zudem die Möglichkeiten ein, sich auch mal abgrenzen und zurückziehen zu können.

Ich bin mir sicher, dass es sich auch Frau Hartmann gut überlegt hatte, zu dem besagten Gespräch ihre Tochter mitzubringen. Vielleicht wollte sie eine Entlastung für ihren Mann, wollte die Unterstützung auf mehrere Schultern verteilen. Oder ihre Tochter hatte sowieso vor, mit dabei zu sein, wenn erneut wegweisende Entscheidungen bei der Erkrankung ihrer Mutter anstünden. Dazu bot sich diese Gelegenheit an. Wahrscheinlich hatte sich Frau Hartmann das Gespräch zu viert anders vorgestellt. Dass ein Patient oder auch ein Angehöriger sehr nervös ist, kommt hin und wieder vor. Allerdings ist es für mich ein wesentlicher Unterschied, ob es um einen Patienten oder um einen Angehörigen geht. Den Patienten kann ich höchstens fragen, ob wir das Gespräch an einem anderen Tag durchführen sollten, wenn er zu aufgeregt ist.

Ihn vor die Tür zu setzen würde uns nicht weiterbringen. Bei einem Angehörigen sieht das anders aus, da er ja nicht mein eigentlicher Ansprechpartner ist.

Im Nachgang hat es mich geärgert, dass ich mir nicht anders zu helfen wusste, als einen Menschen aus dem Zimmer zu schicken, der zur Unterstützung mitgekommen war. Ich habe mich bei der Tochter dafür entschuldigt. Eine andere Lösung wäre mir lieber gewesen – ich habe sie aber in dem Moment nicht gesehen. Auf die vielen Fragen der Tochter wollte ich ja gern versuchen, gute Antworten zu finden. Aber zunächst musste ich ihrer Mutter die Ergebnisse und Vorschläge für den weiteren Behandlungsverlauf vermitteln. Beides miteinander zu verbinden habe ich nicht hinbekommen. Mir fehlte in dem Augenblick irgendwie ein Zugang zur Tochter. Es kam mir so vor, als verstünde sie die Situation nicht und hörte mir nicht zu. Als ich mich im Anschluss allein mit ihr unterhalten habe, war die Anspannung dann zu großen Teilen verschwunden. Wir konnten ihre Fragen klären und sie schien letztlich sogar zufrieden. Bei dem Arztgespräch selbst hat Frau Hartmann nicht die Unterstützung durch ihre Tochter bekommen, die sie sich gewünscht hatte. Meine Hoffnung war, dass durch mein Gespräch mit der Angehörigen unter vier Augen etwas mehr Klarheit und Ruhe für die anschließende Zeit eingekehrt ist.

Während der Ausbildung zum Arzt bekommt man längst nicht alle Tricks und Kniffe beigebracht, die man in der Praxis braucht. Man muss ständig dazulernen. Und dieser Nachmittag war ein Punkt, an dem ich begriff, dass ich mich mehr mit den Angehörigen beschäftigen musste. Was sind ihre Gedanken? Wie betrifft sie die Situation? Verändert sich möglicherweise auch ihr eigenes Leben gravierend? Was geschieht mit den anderen in der Familie, wenn jemand plötzlich viel mehr Aufmerksamkeit erhält als sie? Wer kann und will welche Form der Unterstützung leisten? Es gibt viele Dinge, die auf einmal im Familienkreis zu besprechen sind.

Die Freunde und Verwandten gehören zum Leben der Patienten einfach mit dazu. Ich konnte mich nicht darauf zurückziehen, dass der Patient mein

Hauptansprechpartner ist, und im Zweifel alles andere ausblenden. Ich wollte zumindest versuchen, künftig alle Beteiligten mitzunehmen und einzubinden. In der problematischen Gesprächssituation habe ich das Auftreten der Tochter mir gegenüber als unfair empfunden. Es führte mich zu der Frage: Wie viel Geduld muss ich aufbringen? Welches Auftreten, welche Sprache eines Patienten oder eines Angehörigen ist noch angemessen und sollte von mir toleriert werden? Dafür gibt es sicher keine festgelegten Normen. Zudem ist es auch von der Tagesverfassung der Beteiligten abhängig.

Sie werden vermutlich denken, dass ein Arzt die Fähigkeit besitzen sollte, auch mit Aufregung bei den Angehörigen angemessen umzugehen. Damit haben Sie wohl recht. Ich hätte mir gewünscht, dass ich bereits damals geübter darin gewesen wäre, die Tochter zu beruhigen und in das gemeinsame Gespräch einzubinden. Abgesehen davon, dass nicht alle Ärzte die gleichen sozialen Fertigkeiten mitbringen, spielen auch ihre unterschiedlichen Tätigkeitsfelder bei der Kommunikationsfähigkeit eine Rolle. Der Arbeitsalltag eines Chirurgen beispielsweise erlaubt es ihm nicht, viel Augenmerk auf das Gespräch zu legen. Das ist anders bei einem Palliativmediziner, der sich täglich mit Patienten beschäftigt, die dem Tode nahe sind. Grundsätzliche Aspekte einer Gesprächsführung allerdings sollte jeder Arzt kennen.

In jedem Fall hat mich die geschilderte Situation dazu gebracht, etwas zu ändern. Denn ich konnte ja nicht jede Woche jemanden vor meine Sprechzimmertür setzen, nur weil ich mir anders nicht zu helfen wusste. Ich habe zunächst einigen befreundeten Kollegen diese Geschichte erzählt und sie nach ihren Ideen gefragt, wie ich in einer solchen Situation vorgehen könnte. Da waren teilweise auch skurrile Vorschläge dabei, zum Beispiel, die Fragen der Tochter einfach zu ignorieren, sie hätte schon irgendwann von allein aufgehört, sich einzumischen. Das war natürlich Unsinn. Ganz überwiegend habe ich aber wertvolle Hinweise bekommen. Der Vorschlag, ein Gesprächstraining zu machen, war einer davon. Sich anzugewöhnen, schwierige Gespräche regelmäßig mit Kollegen zu reflektieren, ein anderer.

Das fand ich gut. Ich dachte, es würde zu mir passen, mein Verhalten von Außenstehenden gespiegelt zu bekommen. Daher habe ich mir angewöhnt, Gespräche, die nach meiner Meinung nicht gut gelaufen sind, noch einmal mit einer unbeteiligten Person zu besprechen. Selbstverständlich werden dabei nicht die echten Namen genannt, genauso wie in den hier geschilderten Geschichten. Über die Jahre habe ich auf diese Weise viele praxisnahe Vorschläge erhalten und sie haben mir geholfen, mit komplizierten Gesprächssituationen umzugehen. Das gelang wohl auch deshalb, weil ich das Glück habe, einen Psychologen zu kennen, der mein Verhalten immer mal wieder schonungslos und nachvollziehbar auseinandernimmt. Ein weiterer Schritt war, durch die Erkrankungen meiner Brüder mit meinen eigenen Gedanken und Gefühlen als Angehöriger konfrontiert zu werden. So schmerzlich diese Erfahrungen auch waren, sie haben mir noch einmal auf ganz andere Weise die Augen geöffnet für die Bedürfnisse der Angehörigen. Und in dieser neuen Rolle habe ich bei meinen Kollegen ganz unterschiedliche Verhaltensweisen erlebt.

Die Nachrichten, die ich für Frau Hartmann hatte, waren schon ernüchternd und traurig genug. Ihre Hoffnung, durch das Beisein der Tochter weitere Unterstützung und auch Entlastung für sich und ihren Mann zu erhalten, schien ziemlich schiefgegangen zu sein. Nun musste sie sich zusätzlich in gewisser Weise auch noch um ihre Tochter kümmern. Dass die Patientin das Gefühl hatte, sich bei mir für deren Auftreten entschuldigen zu müssen, hat ihr wohl eher weiteren Kummer bereitet. Ich habe das nicht hinterfragt. Meine Aufgabe war es, ihr die aktuellen Untersuchungsergebnisse und potenziellen Therapiemöglichkeiten bestmöglich nahezubringen.

Die Gefühle und Spannungen zwischen den Angehörigen und einem Patienten zu beurteilen oder zu bewerten steht mir nicht zu. Hier ziehe ich für mich eine Grenze. Ich habe mir angewöhnt, die Beteiligten an eine in diesen Fragen erfahrene Psychologin zu verweisen, wenn es immer wieder zu Komplikationen kommt. Angenommen wurde das Angebot nicht so oft.

Diejenigen, die bereit dazu waren, haben mir aber meist eine positive Rückmeldung gegeben. Daher halte ich es weiterhin für eine gute Lösung.

Es ist für uns Ärzte wichtig zu wissen, wo unsere Zuständigkeit endet. An diesem Punkt darf man aber nicht stehen bleiben. Aus den Interviews im Freundeskreis habe ich in diesem Zusammenhang immer wieder gehört, dass sie sich in solchen Momenten konkrete Hinweise wünschen, an wen man sich neben dem Arzt oder der Ärztin wenden kann. Zusätzlich zu meinen Gedanken um dieses Thema im fünften Kapitel („In rosa Watte gepackt zu werden wäre schön") habe ich deshalb am Ende des Buches einen Überblick von aus meiner Sicht wichtigen Ansprechpartnern für chronisch Kranke und deren Angehörige zusammengestellt.

8

»Die letzte Chance«

Pro und Contra einer Studienteilnahme

Ich hab die Schnauze voll. Ich mach da nicht mehr mit. Gucken Sie mich doch mal an, wie ich aussehe: wie in der Pubertät. Nein schlimmer, viel schlimmer. Und hier: alles voll. Hals, Brust, Arme – überall sind die Dinger. Es kommen immer mehr." Herr Schulz war in Fahrt. „Und Ihre Tinktur bringt gar nichts. Ich mach da nicht mehr mit. Das können Sie vergessen!" Seine Stimme überschlug sich fast, während er mir die Worte entgegenschleuderte. Noch im Stehen, kaum dass die Tür geschlossen war, hatte er sein Hemd hochgezogen, um mir zu zeigen, was los war. Die Wucht seiner Stimme, die den Raum füllte, bildete einen starken Kontrast zu seinem seit der Operation filigran wirkenden Hals. Ich kannte ihn schon seit vielen Monaten, aber so aufgebracht hatte ich ihn noch nicht erlebt.

Vor ein paar Jahren war Herr Schulz aufgrund eines Tumors am Kehlkopf operiert worden. Das sind oft sehr ausgedehnte Operationen, bei denen viel Gewebe an den Halsseiten entfernt werden muss. Und so wirkt der Hals nach dem Eingriff sehr viel dünner als vorher. Die Proportionen zum Kopf und zu den Schultern stimmen nicht mehr mit dem gewohnten Bild überein. Der

Chirurg hatte versucht, die Bildung von Tochtergeschwüren zu verhindern, aber sie hatten sich ein paar Monate danach leider doch in der Lunge von Herrn Schulz ausgebreitet. Dagegen sollte nun eine kurze wöchentliche Infusion helfen. Die hatte es offenbar in sich. Herr Schulz erhielt im Rahmen einer Arzneimittelstudie ein neues Medikament, einen sogenannten monoklonalen Antikörper, der bereits bei Krebserkrankungen des Darmes sehr gute Erfolge gezeigt hatte. Nach dem zu urteilen, was ich bisher in meinem Sprechzimmer gesehen hatte, schien er auch bei Tumoren im Kopf-Hals-Bereich gut zu wirken. Ein entscheidender Nachteil war allerdings der akneartige Hautausschlag, den viele Patienten bekamen, besonders zu Therapiebeginn. Da machte Herr Schulz keine Ausnahme.

Nach nur drei Wochen waren bei ihm Veränderungen an der Haut aufgetreten, allerdings viel stärker ausgeprägt, als ich sie vorher gesehen hatte. Ich war selbst überrascht. Am gesamten Oberkörper, am Hals und im Gesicht fanden sich auf trockener, geröteter Haut Pusteln unterschiedlicher Größe, die zum Teil entzündet wirkten. Insbesondere im Bereich des Bartes und am Naseneingang waren größere gerötete Flächen zu sehen, die ich genauer anschauen wollte. Denn kommt es im Bereich des Gesichtes zu einer ernsthaften Entzündung, kann sich diese schnell gefährlich ausbreiten. Musste ich Antibiotika einsetzen?

„Fassen Sie mir die bloß nicht an. Die tun höllisch weh." Daran hatte ich keinen Zweifel. Die betroffenen Hautbereiche waren feuerrot. Obwohl alle bisherigen Daten zeigten, dass der Tumor umso besser zurückgedrängt wurde, je stärker der Hautausschlag war: Was Herr Schulz da durchmachte, war nicht zu tolerieren. Zu bedenken war auch, dass es sich um eine palliative Situation handelte. Der Tumor konnte zwar zurückgedrängt, aber nicht vollständig besiegt werden. Deshalb war es besonders wichtig, den Effekt der Therapie gegen die unerwünschten Nebenwirkungen abzuwägen. Und dieser Ausschlag war zu viel. Ich setzte das Medikament umgehend ab und gemeinsam mit den Kolleginnen der Hautklinik haben wir unter

Einsatz von Kortison und Antibiotika versucht, zügig eine Linderung zu erreichen.

Zu den zahlreichen Studienpatienten, die ich in meiner Sprechstunde betreute, gehörte neben Herrn Schulz auch Frau Wonde. Sie kam zwei Tage später in die Ambulanz. Felix, ihr dreijähriger Sohn, war auch mal wieder dabei. Mein karges Sprechzimmer? Für Felix war das kein Problem. Ob Radiergummi, Papierkorb oder das kleine Bild auf dem Schreibtisch – für ihn war einfach alles interessant. Hinter den beiden lag bereits eine gute Stunde Autofahrt. Der lange Weg aus dem Erzgebirge zur Ambulanz in die Klinik schien der Patientin aber nichts auszumachen. Im Gegenteil. Sie sei froh, dass wir eine Therapiemöglichkeit gefunden hätten. Dabei sah sie mit einem liebevollen Blick, der ihre Traurigkeit jedoch nicht vollständig verbergen konnte, herüber zu Felix.

Für eine Studie längere Fahrten in Kauf nehmen zu müssen ist für viele Patienten der Regelfall und keine Ausnahme. Michael hätte für die Studie, die optimal zu seinem Schilddrüsenkarzinom passt, drei Stunden mit dem Auto fahren müssen. Das ist in den USA, speziell im Süden, wo Michael lebt, keine Seltenheit. Nun ist Deutschland dichter besiedelt als die Landstriche am Golf von Mexiko, aber auch bei uns werden diese „klinische Prüfung“ genannten Studien nur in größeren Kliniken und besonders qualifizierten Arztpraxen durchgeführt. Das liegt zum einen an der Spezialisierung, die das Praxisteam hierfür benötigt. Zum anderen gibt es eine enorme Anzahl von Studien. Ein Krankenhaus beziehungsweise eine Praxis kann nicht jede Studie anbieten. Sollten Sie in einer Großstadt oder einem Ballungsraum wohnen, ist die Chance etwas besser, im näheren Radius ein geeignetes Therapiezentrum zu finden.

Seit einigen Monaten breitete sich ein bösartiger Tumor in den Lungen der jungen Mutter aus, der bereits schmerzhafte Absiedlungen in den Knochen gesetzt hatte. Die hierdurch verursachten massiven Einbußen an Lebensqualität einzudämmen war das vorrangige Ziel. Ich erinnere mich noch an unser erstes Gespräch. Wir wollten über die Möglichkeit reden, die eine Therapiestudie ihr bieten könnte. Ein neues vielversprechendes Medikament. Chemotherapie als Tablette. Das gab es noch nicht lange, bei ihrer Erkrankung war es völlig neu. Ihr behandelnder Arzt hatte mir alle Unterlagen geschickt und danach sah es so aus, dass sie alle Kriterien zur Studienteilnahme erfüllte. Bei dieser ersten Begegnung ging es zunächst aber überhaupt nicht um die Studie. Frau Wonde war einfach zu jung, sie hatte nie geraucht, es drängte sich ihr die Frage auf: Warum war sie so krank geworden? Sie lebe ja in einer Bergbauregion und noch dazu direkt an einer viel befahrenen Straße. War das vielleicht der Grund für den Tumor?

Wir unterhielten uns lange. Ihr Großvater, erzählte sie mir, hätte manchmal von der Schneeberger Krankheit gesprochen und sie eine Geißel für die Leute ihrer Region genannt. Als Kind konnte sie damit nichts anfangen und fand die anderen Geschichten über die Berggeister und die silberfressenden Kobolde viel aufregender. Erst viel später, in der Schule, hatte sie erfahren, dass ihr Großvater wohl den Lungenkrebs bei den Bergarbeitern gemeint hatte. Zwei Ärzte aus dem Erzgebirge, der Pathologe Walther Hesse und der Bergarzt Johann Friedrich Henckel, hatten bereits im Jahr 1879 einen Zusammenhang zwischen der Arbeit in den Stollen und dem Entstehen von Lungenkrebs beschrieben. Sie hatten ihre Untersuchung an zwanzig ehemaligen Bergleuten aus den Schneeberger Gruben durchgeführt und so dem Lungenkrebs zu seinem Namen verholfen. Dass Radon, genauer gesagt seine Zerfallsprodukte, ursächlich für den Lungenkrebs sein könnten, fand man erst sehr viel später heraus. Das natürlich vorkommende Gas wurde 1900 entdeckt, mehr als zwei Jahrzehnte nach der Untersuchung von Hesse und Henckel. Den Verdacht legten erstmals Messungen der späten 1920er Jahre in verschiedenen Gruben der Region nahe.

Inzwischen ist dieser Zusammenhang gesichert. Detaillierten Karten kann man die unterschiedliche Radon-Exposition für jeden Kreis in Deutschland entnehmen. Tatsächlich sind im Erzgebirge die Werte höher als in vielen anderen Gegenden der Republik, meinte ich zu ihr. Kreise in Niedersachsen oder Brandenburg weisen zum Teil nur ein Zehntel der Radon-Exposition auf, die sich im Erzgebirge findet. Allerdings kann man auch für Teile Süd- und Westdeutschlands eine ähnlich hohe Radon-Exposition belegen. Deshalb versuchte ich, mit heutigen Erkenntnissen zur Entstehung des Lungenkrebses zu argumentieren. Anders als beim Brustkrebs, erläuterte ich, wo nur ein einziger Gendefekt ursächlich für die Erkrankung sein kann, geht man bei den Tumoren der Lunge davon aus, dass viele Faktoren an ihrer Entstehung beteiligt sind. Dabei ist die Radon-Exposition nur eines von sehr vielen Risiken. „Und was ist mit dem Rauchen?“, fragte sie. „Ich dachte immer, weil ich Nichtraucherin bin, kann ich keinen Lungenkrebs bekommen. Ich versteh das einfach nicht.“ Vom Rauchen ging zweifellos die größte Gefahr aus, da gab ich ihr recht. Aber aktuell beobachtete man eine Zunahme der Lungenkrebserkrankungen bei Frauen ganz allgemein, unabhängig vom Rauchen. Warum das so sei, wisse man allerdings noch nicht. Meine Erklärungsversuche schienen sie nicht zu überzeugen, aber etwas Besseres hatte ich nicht zu bieten.

Sie wirkte traurig und unsicher. Dazu kam noch ihre Sorge um Felix, der ja bei ihnen im Dorf aufwuchs. Sollten sie lieber wegziehen? Ich versuchte ihr durch meine Erläuterung die Befürchtung zu nehmen, dass die bloße Tatsache, im Erzgebirge zu leben, ihren Lungenkrebs verursacht haben könnte. Ob sie das wirklich beruhigt hat, weiß ich nicht. Auf jeden Fall haben wir im Verlauf des Gesprächs einen guten Draht zueinander entwickelt. Möglicherweise fällt es einem als Arzt etwas leichter, wenn der Altersunterschied zum Patienten nicht zu groß ist. Musik, Kinder, Alltagsleben – da findet sich schnell ein Anknüpfungspunkt. Und schon ist man im Gespräch. So war es bei ihr auch und das hat uns beiden geholfen. Frau Wonde fasste schnell Vertrauen zu mir und ich hatte das Gefühl, meine Erklärungen und Aussagen waren für sie verständlich und kamen an. Es war unkompliziert.

Chemotherapie als Tablette fand sie einfach gut. Eine Pille wirke irgendwie harmloser als ein Tropf am Arm und man könne ja auch die Zeit besser nutzen. Die manchmal stundenlangen Infusionen in öden Räumen blieben einem jedenfalls erspart. Besonders wegen Felix war ihr dieser Umstand wichtig. Das stimmte natürlich, aber auch als Tablette bleibt es eine Chemotherapie. Eine solche Therapie sieht nicht anders aus als eine Tablette gegen zu hohen Blutdruck, aber die Nebenwirkungen sind meist gravierender. Für sie überwogen die Vorteile. Die Infusionen, die sie in ihrem Heimatort erhalten hatte, wirkten nicht mehr. Aber sie war noch nicht bereit, ihren Kampf gegen die Krankheit aufzugeben. Frau Wonde stürzte sich regelrecht in diese Studie. Sie begriff sie als Chance.

Genau das ist eine klinische Studie zuallererst – eine Chance. Es ist die Chance, ein wirksames Medikament gegen die Erkrankung zu erhalten, nachdem die bisherigen versagt haben oder ihre Wirkung zu stark nachgelassen hat. Man erhält Zugang zu einem Mittel, das es in der Apotheke noch nicht gibt. Nun ist Studie jedoch nicht gleich Studie. Bei den Arzneimittelstudien, um die es hier geht, kennt man auf dem Weg, bis ein neues Medikament für alle verfügbar ist, im Wesentlichen drei verschiedene, aufeinander aufbauende Phasen. Am häufigsten wird man Gelegenheit bekommen, in einer Studie der Phase II oder III behandelt zu werden. Einfach, weil in diese Studien die meisten Patienten aufgenommen werden können. Zeigt eine neue Infusion oder Tablette in einer Phase III, dass sie besser als die herkömmliche Behandlung ist, wird sie schon bald für alle Betroffenen als neue Therapie zur Verfügung stehen. Es ist der letzte Schritt, bevor der Arzt sie ganz normal verschreiben kann. Hat ein Wirkstoff es bis hierher geschafft, liegen schon viele Jahre der Forschung und Prüfung hinter ihm. Das Wirkprinzip ist längst bestätigt und die bekannten Nebenwirkungen werden als verträglich eingeschätzt.

In Phase-III-Studien werden mindestens zwei Gruppen miteinander verglichen, aber es können auch mehr sein. Nehmen wir einmal den einfachen Fall von zwei zu vergleichenden Kollektiven an: Ein Teil der Patienten erhält eine für die Erkrankung typische Therapie. Den anderen Teilnehmern wird das neue Präparat gegeben. In welche der beiden Gruppen – die Ärzte sprechen von „Studienarmen" – Sie kommen, darauf hat Ihr Arzt keinen Einfluss. Meist wissen Patient und Arzt, in welchem Arm die Behandlung erfolgt, aber in einigen Fällen weiß es selbst der Arzt nicht. Diese sogenannten Doppel-Blind-Studien, in denen weder Sie noch der Arzt Ihren Studienarm kennen, erbringen die nach wissenschaftlichen Kriterien besten Resultate. Es ist also zwecklos, Ihren Arzt zu bitten oder zu drängen, er möge Sie doch in den Arm bringen, der das neue Mittel enthält. Er hat dabei kein Mitspracherecht.

Ich erinnere mich an einen anderen Patienten, Herrn Bredow, der mir in einer Sprechstunde die sprichwörtliche Pistole auf die Brust setzte. Er hatte sich halb erhoben und sah über den Schreibtisch auf mich herab: „Entweder ich kriege das neue Medikament oder ich mache bei Ihrer Studie nicht mit. Ich weiß, dass Sie das arrangieren können." Nein, das konnte ich nicht und es war auch nicht meine Studie. Wir Ärzte können nicht einfach entscheiden, wie wir es haben wollen. Das hat seinen Grund: Um unterschiedliche Therapien korrekt miteinander vergleichen zu können, müssen die beiden Gruppen nach objektiven Kriterien so ausgewogen wie möglich sein. Jeder noch so gut gemeinte Eingriff verfälscht das Ergebnis.

Ließe der Sportlehrer ein Team von Jungen aus der zehnten Klasse gegen eines aus der sechsten beim Basketball antreten, würden die ihm gleich die Rote Karte zeigen: Was soll denn so was? Und bei den Studien ist es nicht anders. Wenn die Teams, also die Studienarme, nicht ausgewogen sind, sagen die Ergebnisse überhaupt nichts aus. Sie wissen dann hinterher immer noch nicht, ob der neue Wirkstoff nun besser oder mindestens ebenso gut ist wie der alte. Dass die Jungs der zehnten Klasse ihre um vier Jahre jüngeren und im Durchschnitt rund zwanzig Zentimeter kleineren Gegner besiegen werden, steht im Prinzip schon vor Spielbeginn fest.

Werden nun beispielsweise in Arm A einer Studie überwiegend ältere Patienten mit schweren Begleiterkrankungen, also solchen, die nichts mit der im Rahmen der Studie zu therapierenden Erkrankung zu tun haben, gewählt, während Studienarm B hauptsächlich aus jungen und gesünderen Patienten besteht, ist die Studie nicht ausgewogen. Das jüngere Alter und die geringere Rate zusätzlicher Beeinträchtigungen verschafft den Teilnehmern in Studienarm B einen Vorteil, genauso wie die Jungs aus der zehnten Klasse aufgrund ihrer Statur im Vorteil sind. So kann ein frühes Ausscheiden aus der Studie oder eine gesteigerte Unverträglichkeit durch bestehende Erkrankungen bedingt oder verstärkt sein, die in Arm A viel häufiger vorliegen als im Arm B. Das sagt eventuell gar nichts über den neuen Wirkstoff aus. Um den Einfluss dieser Faktoren so klein wie möglich zu halten, müssen sie zwischen den Armen der Studie gleich verteilt werden. Würde man die Basketballspieler mischen, sodass jüngere und ältere Spieler zu jeweils gleichen Anteilen in den Mannschaften spielen, wären die Ausgangsbedingungen für beide Teams besser. Dann ließe sich das Ergebnis eher darauf zurückführen, welche Mannschaft das Spiel besser beherrscht.

Entsprechend können in einer klinischen Studie bei ausgeglichenen Gruppen die Unterschiede zwischen den Studienarmen als Effekt des Wirkstoffes, den man untersuchen möchte, gewertet werden. Genau das ist ja das Ziel einer Studie. Die Störfaktoren müssen so weit wie möglich ausgeschaltet werden. Heute steuern daher meist Algorithmen die Zuordnung. Begleiterkrankungen, Alter, Erkrankungsstadium und Geschlecht sind nur einige Parameter, die dabei abgefragt und gleichmäßig über die Studienkollektive verteilt werden. So wird die Voraussetzung für eine fehlerfreie Durchführung geschaffen. Klinische Prüfungen nehmen mitunter mehrere Tausend Patienten auf. Und wenn sie international angelegt sind, liegt die zentrale Stelle, in der Computersysteme die Patienten über die verschiedenen Arme verteilen, möglicherweise auch außerhalb Deutschlands. Der einzelne Arzt hat da keinen Einfluss.

Das eigene Leben und insbesondere die eigene Gesundheit möchte man unter Kontrolle haben – bei der Teilnahme an einer Studie muss man darauf zu einem gewissen Teil verzichten. Und das ist nicht selten mit starken Emotionen verbunden. Das zeigte die Reaktion von Herrn Bredow. Wer über eine Studienteilnahme nachdenkt, ist oft verzweifelt und will das neue Medikament unbedingt, da andere Therapien nicht mehr recht wirken. Das würde mir selbst genauso gehen. Eine klinische Prüfung, in der neue Substanzen getestet werden, funktioniert aber leider so nicht. Man kann sich nichts wünschen, weder Sie noch der Arzt. Es war nicht leicht, Herrn Bredow meine fehlenden Einflussmöglichkeiten auf die Verteilung innerhalb der Studie zu erklären. Wenn die Emotionen in solchen Momenten übernehmen, wird es schwer, mit Worten durchzudringen. Ich habe mich dann darauf konzentriert, ruhig zu bleiben und die Reaktionen auszuhalten. Wenn nach einem solchen aufreibenden Gespräch jemand an die Reihe kam, dem ich gute Nachrichten verkünden konnte, war ich den Schwestern für die Organisation des Tages wirklich dankbar.

Ich habe es aber auch mehrfach erlebt, dass die Frage „Wo muss ich nun unterschreiben, Herr Doktor?“ kam, bevor ich mit meiner Aufklärung fertig war. Zu kompliziert, zu langwierig, sowieso egal waren dann typische Antworten, die ich auf meinen verwunderten Blick hin erhielt. Lesen Sie gern Packungsbeilagen? Nein? Ich auch nicht. Daher ist es für mich nachvollziehbar, wenn jemand im Aufklärungsgespräch zur Studie die Tendenz hat, auf Durchzug zu schalten. Bei so einem Gespräch kommen in der Regel ungewöhnlich viele, oft nicht leicht verständliche Informationen zusammen. Aber die wesentlichen Dinge zur Studie müssen Sie als angehender Teilnehmer im Vorfeld zu hören bekommen, auch wenn Sie darauf keine Lust haben. Diese sollten Sie auch verstanden haben, vor allem in den Konsequenzen für Sie selbst und Ihre Erkrankung. Manchmal half ein zweiter Anlauf. Wenn die Zeit bis zum Studienbeginn es zuließ, haben wir das Gespräch auf einen späteren Termin verschoben und die Patienten konnten das ganze Papier zu Hause nochmal durchlesen und mit der Familie besprechen. In der Sprechstunde war dann Gelegenheit, offene Fragen gemeinsam zu klären.

Wenn mir ein Patient sagt, dass meine Worte zu kompliziert oder zu ausufernd sind, kann ich damit umgehen. Ich kann es beispielsweise noch einmal mit anderen Worten oder einer Skizze versuchen. Bekomme ich bei einer Studienaufklärung allerdings die Antwort, es sei sowieso egal, ob man das jetzt gehört oder verstanden hätte, wird es für mich schwierig. In jemanden, der so verzweifelt oder gleichgültig ist, kann ich mich nicht gut hineinversetzen. Er möchte bei der Studie mitmachen. Aber ist ihm wirklich egal, was alles passieren kann? Vielleicht. Vielleicht aber auch nicht. Ich kann es nicht herausfinden, wenn ich nur höre, alles sei egal. Ich will und muss sicherstellen, dass der Patient weiß, worauf er sich bei der Studie einlässt.

In dieser Zwickmühle sind die Angehörigen oft für mich, den Arzt, eine große Hilfe. Denn sie können in einer solchen Situation vermitteln. Sie kennen ihren Partner, ihre Freundin oder ihr Kind, sind aber nicht in seiner beziehungsweise ihrer Lage. Das ermöglicht einen nüchternen Blick und es fällt ihnen oft leichter als dem Patienten selbst, die zahlreichen Informationen aufzunehmen. Außerdem wissen sie besser als ich, wie ihr Angehöriger denkt und wie im Moment gerade die Stimmung ist. Sie sind in dieser Lage mein Sprachrohr, mein Dolmetscher. Ihre Worte erreichen ihn oder sie. Manches Mal habe ich mich direkt an die Angehörigen gewandt mit der Bitte, mir zu helfen. Die Informationen, die ich eigentlich dem Patienten geben wollte, die ich ihm vermitteln musste, habe ich dann ihnen erzählt und sie haben es dem Patienten mit ihren eigenen Worten wiedergegeben, sozusagen für ihn übersetzt. So hat es oft geklappt. Für mich war das eine gute Sache, weil ich anhand ihrer Übersetzung verfolgen konnte, ob meine Informationen richtig und vollständig angekommen waren.

Wundern Sie sich also nicht, wenn der Arzt in so einer Situation aktiv auf Sie als Angehörigen zugeht. Ich habe damit sehr gute Erfahrungen gemacht und bin bestimmt nicht der Einzige. Daher kann ich Sie nur ermutigen, diese Vermittlerrolle zwischen Ihrem Verwandten oder Bekannten und dem Arzt von sich heraus anzubieten, wenn sie merken, dass die beiden aneinander vorbeireden. Oder wenn Ihr Angehöriger gar nicht sprechen möchte. Das gilt letztlich nicht nur vor einer geplanten Studienteilnahme. Oft ist es uns gemeinsam gelungen, dass der Patient seine Zurückhaltung ein wenig aufgab und sich an dem Gespräch beteiligte. Die meisten haben auch dann noch wenig gesagt und waren froh, wenn die Aufklärung vorbei und der Studienbogen unterschrieben war. Gelegentlich kamen aber auch sehr detaillierte Fragen. Die Patienten wirkten dann so, als ob sie gerade aufgeweckt worden waren.

Notwendige Informationen nicht hören zu wollen ist eine Sache. Auf der anderen Seite ist die Bandbreite dessen, was die Leute insbesondere vor einer geplanten Studie erfahren möchten, enorm. Ich habe keine Chance, mich darauf vollständig vorzubereiten, weil die Bedürfnisse der Menschen so unterschiedlich sind. Erinnern Sie sich, wie unterschiedlich die Bedürfnisse von Jule und Robert waren, hinsichtlich Oles Behandlung auf dem Laufenden gehalten zu werden? Ich kann nur versuchen, mir auch für ausgefallene Wünsche nach Informationen einen inneren Fahrplan zurechtzulegen. Das Pendel schwingt zwischen: Ich will über alle Eventualitäten informiert werden, so wie bei Robert, und: Ich möchte am liebsten gar nichts wissen. Beides ist für mich eine Herausforderung.

Der Arzt kann nicht garantieren, dass Sie dem richtigen, dem sogenannten Verum-Arm, zugeteilt werden, der das neue Mittel enthält. Die Chance, nicht die gewöhnliche Standardbehandlung zu erhalten, ist dennoch in vielen Studien relativ groß. Auf jeden Fall können Sie Ihre Ärztin oder Ihren Arzt fragen, wie wahrscheinlich es ist, das Studienmedikament zu erhalten. Nicht selten sind Studien so aufgebaut, dass mehr als die Hälfte der Patienten das neue Mittel bekommt. So können bei mehr als zwei Studienarmen mehrere Gruppen das Prüfmedikament enthalten oder es werden zum Beispiel doppelt so viele Patienten für die Gruppe mit dem neuen Mittel ausgewählt verglichen mit der Standardgruppe. Vielleicht hilft Ihnen diese Information ja bei der Entscheidung, ob Sie bei der angebotenen Studie mitmachen möchten oder nicht.

Etwas anders sieht es aus, wenn Sie aufgrund der Schwere Ihrer Erkrankung ein Kandidat für eine Studie der Phase I sind, in der ein Wirkstoff erstmals erprobt wird. In der Regel werden solche Studien an gesunden Freiwilligen, sogenannten Probanden, durchgeführt, um Sicherheit, Verträglichkeit und Umwandlungsprozesse im Körper zu überprüfen. Wenn es allerdings um die Behandlung einer sehr schweren Erkrankung wie beispielweise eines Krebsleidens geht und erhebliche Nebenwirkungen nicht auszuschließen sind, nehmen nur betroffene Patienten teil und alle Teilnehmer erhalten den neuen Wirkstoff. Schwer kranken Patienten soll hierdurch die Chance auf ein neues wirksames Medikament früh angeboten werden.

Da die Teilnehmerzahl sehr begrenzt ist, können allerdings im Rahmen einer solchen Studie nicht viele Patienten behandelt werden. Meist sind es solche Patienten, denen weitere Behandlungsmöglichkeiten nicht zur Verfügung stehen. Die Durchführung von Phase-I-Studien, die mit einer sehr intensiven Patientenbetreuung einhergeht, ist wenigen spezialisierten Zentren vorbehalten. In einigen Fällen ist auch ein stationärer Aufenthalt notwendig, der für Studien der Phasen II und III nicht typisch ist. Treten schwerwiegende Nebenwirkungen auf, wird die Behandlung sofort abgebrochen.

Eine Studie, egal ob Phase I, II oder III, ist eine Chance, die viele Hoffnungen nährt. Man erhofft sich weniger Schmerzen. Für ältere Patienten scheint der Wunsch, das erste Enkelkind im Arm zu halten, wieder erfüllbar. Frau Wonde wünschte sich vor allem, Felix noch so lange wie möglich beim Heranwachsen zu begleiten, sein Lachen zu hören, für ihn da sein zu können. Falls Sie als Patient in einer solchen Situation zu mir kommen, bin ich mir im Klaren darüber, dass Sie schon einen langen Behandlungsverlauf, einige Rückschläge und Enttäuschungen hinter sich haben. Es ist eine andere Situation, als wenn Sie zu Ihrem ersten Gespräch gehen oder Ihre erste Therapie beginnen – medizinisch, erfahrungsmäßig und emotional.

Vertrauen Sie darauf, dass Sie durch Ihre Krankheitsgeschichte schon viele wertvolle Erfahrungen gesammelt haben. Das betrifft neben den Effekten verschiedener Therapien vor allem den Umgang mit dem Team der Praxis oder auf der Station im Krankenhaus und mit Ihrer Ärztin. Zu den guten Erfahrungen kann zum Beispiel gehören, dass die Schwestern, die Sie während der Infusionen betreut haben, ein offenes Ohr für Sie hatten. Dadurch fühlte sich die Zeit, die Sie im Behandlungszimmer verbringen mussten, meist gar nicht so lang an wie befürchtet. Hatten Sie im Gespräch mit Ihrer Ärztin doch eine Frage oder Bemerkung vergessen, konnten Sie sicher sein, dass die Schwester Ihr Anliegen weiterleiten würde. Beim nächsten Besuch war sie dann bereits informiert.

Nehmen Sie diese Erfahrung mit, wenn Sie für eine Studienteilnahme zu einem anderen Arzt überwiesen werden. Erzählen Sie ihm die wichtigsten, die für Sie prägendsten Momente aus Ihrer Krankengeschichte. Die herben Rückschläge, aber auch die Situationen, in denen Sie sich gut gefühlt haben. Das hilft dem neuen Arzt, schneller eine vertrauensvolle Basis mit Ihnen aufzubauen. In der Regel hat er ja nicht sehr viel Zeit, Sie gut kennenzulernen. Denn bisher waren Sie bei einer Kollegin und nun soll es zügig mit der Studie losgehen.

Eine gute Erfahrung wird gegenüber dem neuen Team unwillkürlich zu einer Erwartung. Das würden Sie in der neuen Praxis nicht gleich so sagen. Aber Sie werden genau hinsehen und ganz unbewusst Vergleiche anstellen. Ich glaube, dass die meisten Patienten, die an einer chronischen Erkrankung leiden und immer wieder zur Therapie oder für Kontrolluntersuchungen zum Arzt müssen, im Laufe der Zeit ein sehr feines Gespür entwickeln. Sollte es in dem neuen Behandlungszentrum nicht ganz so reibungslos laufen, wie Sie es gewohnt sind, wird es Ihnen nicht entgehen. Ich meine, dass es dann wichtig ist, nicht hierbei stehen zu bleiben und zu denken: Bei meinem alten Arzt war es aber viel besser.

Sprechen Sie es an! Sie können durchaus sagen, welche guten Erfahrungen Sie gemacht haben und dass diese für Sie wichtig sind. Das ist zwar keine Garantie, dass es ab da so läuft, wie Sie es von Ihrer alten Praxis gewohnt sind. Sie haben aber zumindest klargestellt, dass Sie kein Neuling sind und Praxisabläufe sowie Verhaltensweisen von Ärzten und Mitarbeitern inzwischen besser einschätzen können. Jedes aufgeschlossene Team wird diese Kompetenz erkennen und respektieren. Außerdem geben Sie dem Arzt dadurch Gelegenheit, etwas von Ihnen zu lernen. Dass man während des Medizinstudiums keine Schatztruhe voller Erfahrungen mit auf den Weg bekommt, hatte ich ja bereits erwähnt. Machen Sie Ihren neuen Arzt ein bisschen neugierig, warum es Ihnen in der alten Praxis so gut gefallen hat. Sicher nicht jeder, aber mancher Kollege wird mit offenen Ohren zuhören und entdeckt durch Sie vielleicht eine Möglichkeit, sein Angebot oder seine Abläufe zu verbessern. Das tut beiden Seiten gut.

Die Dresdner Klinik verfügt über eine große Studienabteilung, wodurch ich immer wieder Gelegenheit hatte, Patienten aus meiner Sprechstunde die Teilnahme an einer klinischen Prüfung anzubieten. In diesen Fällen kannte ich den Studienkandidaten dann recht gut, was natürlich von Vorteil war. Unserem vielfältigen Angebot an klinischen Studien war es geschuldet, dass ich auch immer wieder Patienten für eine Studienteilnahme traf, die zum ersten Mal vor mir saßen. Das war dann manches Mal kein einfaches Gespräch zwischen Patient und Arzt.

Die Hoffnung, dem eigenen Leiden noch einmal den Kampf ansagen zu können, ist eng gebunden an die hohen Erwartungen, die bei einem Studienmedikament schnell entstehen. Die sich entwickelnde emotionale Fallhöhe ist groß. Mit dieser angespannten Situation umzugehen fiel mir bei Patienten, die ich schon über einige Zeit betreute, leichter als bei denen, die ich zum ersten Mal sah. In meiner Erinnerung waren es besonders gute Gespräche, je mehr ich von den neuen Patienten erfuhr. Daher mein Rat: Erzählen Sie ungeschönt, wie es Ihnen geht und was Ihnen wichtig ist! Fragen Sie! So können Zweifel, ob das jetzt eine gute Sache ist, die Sie da starten wollen, ausgeräumt werden, bevor der erste Gegenwind das Schiff ins Trudeln bringt. Damit wäre weder Ihnen geholfen noch würde die Studie ihren Zweck erfüllen.

Eine Antwort des Arztes auf Ihre Fragen wird Ihnen mehr Entscheidungshilfe geben, wird Sie mehr beruhigen als zehn oder fünfzehn Seiten gedruckter Aufklärung, die heute bei einer Studie Standard sind. Das ist so ähnlich wie bei einer guten Freundin, die eine neue Tablette gegen ihre Einschlafprobleme entdeckt hat und Ihnen davon vorschwärmt. Hat bei ihr super funktioniert. Sie wollen von ihr noch ein oder zwei Dinge wissen, dann sind Sie im Bilde und holen sich die Wunderpille auch. Und der Beipackzettel bleibt schön gefaltet in der Packung. Falls dann doch Überraschungen auftreten, die Ihre Freundin nie erwähnt hat, ist ja Gelegenheit noch einmal nachzulesen.

Es ist eine gute Idee, einen Angehörigen mitzubringen, der ebenfalls zuhört. Bei einem Gespräch zu einer möglichen Therapiestudie gibt es eine Fülle an neuen Informationen. Der Arzt wird Ihnen erzählen, was er über das Medikament weiß. Aber auch für ihn ist der Wirkstoff neu und er hat in der Regel erst wenig eigene Erfahrungen damit gemacht. Er kann Sie nicht so routiniert auf das vorbereiten, was auf Sie zukommen wird, als wenn er Ihnen eine Infusion oder Tablette erklärt, die er seit vielen Jahren verschreibt. Einfach, weil er noch nicht sämtliche Details über die Substanz kennt und auch nicht kennen kann.

Nehmen wir einmal an, Sie sind zu mir gekommen, weil Sie gehört haben, dass eine Studie mit einem neuen Präparat gegen Magenkrebs angeboten wird. Dabei handelt es sich um eine Studie der Phase III, die letztlich entscheiden wird, ob der neue Wirkstoff auch wirklich zu einem neuen Medikament wird. Auch wenn sich die klinische Prüfung also schon in einer späten Phase befindet, kenne ich zu diesem Zeitpunkt die Ergebnisse von einigen Hundert, vielleicht ein paar Tausend Patienten weltweit, die dieses Mittel bereits erhalten haben. Das ist verglichen mit der Anzahl von international rund einer Million Neuerkrankungen beim Magenkarzinom pro Jahr deutlich weniger als ein Prozent der Betroffenen. Und ich gebe Ihnen recht, wenn Sie denken, das sei unbefriedigend. Aber es ist die Realität. Es ist eine Ausnahmesituation für Sie, aber auch für mich. Auf meinen Erfahrungsschatz, mit dem ich viele kleine und größere Probleme in der täglichen Praxis löse, kann ich nicht unbedingt zurückgreifen. Wenn es um eine Studie mit einem neuen Wirkstoff geht, haben Sie und ich manche Erfahrungen noch nicht gemacht. Mehr als in jeder anderen Situation bin ich auf Ihre Hilfe angewiesen.

Ist es dann so weit und sie erhalten ein Studienmedikament, berichten sie alles, was mit Ihnen passiert. Besonders die Dinge, die ich als Arzt nicht sehen oder messen kann, sind wichtig. Wenn es irgendwo kribbelt oder Sie schlechter riechen, sagen Sie es. Wenn auch der Honig sauer schmeckt oder Sie ständig auf die Toilette müssen, aber kaum Urin herauskommt, sagen Sie es. Im Rahmen einer Studie können Nebenwirkungen auftreten, deren Ausprägung oder Art bislang nicht bekannt waren. Erinnern Sie sich an Herrn Schulz vom Anfang dieses Kapitels? Das war kein normaler Ausschlag. Mir war sehr wohl bewusst, dass der verabreichte Antikörper eine akneartige Hautreaktion hervorrufen konnte. Aber so massive Veränderungen hatte ich weder jemals gesehen noch davon gehört. Die Tatsache, dass der Arzt noch nicht alle Facetten des Studienmedikamentes kennt, entbindet ihn aber nicht von der Verpflichtung, Ihnen das zu erzählen, was bereits bekannt ist.

Die Chemotherapie-Tablette bei Frau Wonde wirkte, der Tumor wurde kleiner. Das neue Wirkprinzip, ein Tyrosinkinase-Inhibitor, faszinierte mich, und die Informationen, die ich dazu gelesen hatte, überzeugten. Anders als die bisherigen Chemotherapie-Infusionen, die den gesamten Körper fluten, würde mit dieser kleinen Tablette der Krebs direkt angegriffen werden. Ein kleines Molekül wandert durch die Zellmembran der Krebszelle auf deren Innenseite, setzt sich an ein Eiweiß, den sogenannten Rezeptor, und führt daraufhin zu einer deutlichen Verlangsamung der Zellteilung. Im Ergebnis kommt der Krebs deutlich langsamer voran. Natürlich hat auch eine solche Therapie Nebenwirkungen. Wie bereits gesagt, war eine meiner Aufgaben, Frau Wonde neben der erhofften Wirkung, die den Tumor in ihrer Lunge kleiner werden ließ, die unerwünschten Effekte zu erläutern. Auch wenn es nur eine unscheinbare Tablette war.

In ihrem Fall waren erst einige Tausend Patienten auf der ganzen Welt mit dieser Tablette behandelt worden. Zum Teil sind Nebenwirkungen so selten, dass sie nur bei ein oder zwei Patienten unter 10.000 Betroffenen vorkommen. Aber auch wenn eine Nebenwirkung selten auftritt, müssen wir sie kennen. Denn natürlich kann auch eine seltene Nebenwirkung bedenklich sein. Neue Wirkungen, die nicht beabsichtigt sind, zu erfassen ist wesentlicher Bestandteil einer jeden Therapiestudie. Falls Sie schon einmal selbst an einer solchen teilgenommen haben, verstehen Sie nun vielleicht eher, weshalb Sie so häufig zum Arzt mussten und so viele Untersuchungen zu absolvieren hatten. Je weiter entfernt das potenzielle Medikament von der einfachen Verschreibung per Rezeptblock ist, desto aufwendiger ist die Studie. Frau Wonde konnte die Nebenwirkungen genauso wie die Ungewissheiten über die Wirkung auf den Krebs gut akzeptieren. Für sie stand im Vordergrund, dass sie durch diese Tablette eine Chance bekam, mehr Zeit mit Felix zu verbringen.

Die ganz überwiegende Mehrzahl der in klinischen Studien erprobten Wirkstoffe erreicht nicht das Stadium der Zulassung. Es entsteht hieraus also kein neues Medikament und die Substanz verschwindet in der Versenkung. Zwar gibt es Unterschiede zwischen den Erkrankungsgruppen. So erlangen nur rund fünf Prozent der getesteten Krebsmedikamente eine Zulassung. Bei den Autoimmunerkrankungen sind es mit elf Prozent immerhin doppelt so viele. Im Durchschnitt kommen letztlich nur knapp zehn Prozent aller getesteten Präparate auf den Markt. Zu viele oder zu schwerwiegende Nebenwirkungen sind manchmal der Grund für das Aus. Und natürlich kann man kein brauchbares Medikament entwickeln, wenn der neue Wirkstoff nicht ausreichend wirksam ist. Wenn Sie sich diese Zahlen anschauen, werden Sie vielleicht denken: Warum soll ich denn überhaupt bei einer Studie mitmachen? Ich weiß noch nicht einmal, außer in einer Phase-I-Studie, ob ich überhaupt das neue Präparat erhalte. Zudem scheinen die meisten Medikamententests nicht von Erfolg gekrönt zu sein. Also wozu die ganze Mühe und Aufregung?

Eine Sicherheit, dass ein Studienmedikament wirkt und Ihre Beschwerden verbessert, gibt es nicht. Aber es besteht die Chance, dass es genau das tut. Die Unsicherheit ist allerdings größer als bei einem Medikament, das sein Wirkpotenzial schon bewiesen hat und zu einer Standardtherapie wurde. Die Erfolgsaussichten in einer Studie sind unterschiedlich und hängen von vielen Dingen ab, wie beispielsweise Art und Stadium Ihrer Erkrankung oder Ihrer aktuellen körperlichen Fitness. Fragen Sie Ihre Ärztin, wie sie es in Ihrem konkreten Fall einschätzt. Welche Risiken, welche Chancen sieht sie? Lassen Sie sich nicht zur Teilnahme an einer Studie drängen. Sie müssen das, was auf Sie zukommt, verstanden und akzeptiert haben. Dazu zählt auch die Möglichkeit, dass Sie zwar Nebenwirkungen des Medikamentes erleiden, es aber keine Verbesserung Ihres Zustandes bringt. Und Sie selbst müssen es wollen. Aus meiner Sicht haben hier weder ein Arzt noch ein Angehöriger die entscheidende Stimme.

Angenommen, Ihre Ärztin meint, dass Sie in der neuen Antikörper-Studie, die Ihre rheumatisch bedingten Gelenkschmerzen deutlich verbessern könnte, unbedingt mitmachen sollten. Es wäre nicht Ihre erste Studie und Sie sind inzwischen von den vergeblichen Versuchen mit solchen Studien ernüchtert. Fast scheint es so, als hätte Ihre Ärztin viel mehr Hoffnung als Sie selbst. Lassen Sie sich nicht drängen. Hören Sie sich die Fakten an. Beraten Sie sich in der Familie oder holen Sie sich eine zweite Meinung von einer anderen Kollegin ein. Wenn Sie nicht überzeugt sind: Machen Sie nicht mit! Sie kennen Ihren Körper besser als Ihre Ärztin und können einschätzen, was Sie ihm noch zutrauen wollen. Und deshalb denke ich, sollten Sie es auch selbst entscheiden.

Frank war noch keine fünfzig Jahre alt, als er an seinem Prostatakarzinom gestorben ist. Das ist für diese Erkrankung ungewöhnlich früh. Und er hatte nur eine Therapie gemacht, die Standardtherapie. Darunter hat er so gelitten, dass er keine weiteren Versuche mehr wollte. Auch keine Studie. Das war für mich nicht einfach zu akzeptieren, und ich habe versucht, ihn umzustimmen.

Nach dem Motto „einmal ist keinmal" habe ich mich bemüht, ihn zu überzeugen, es doch wenigstens mit einem zweiten Medikament zu versuchen. Als sein Bruder wollte ich unbedingt, dass er noch so lange da ist wie möglich. Als Onkologe wusste ich um mehrere andere Therapieoptionen, die bei ihm noch infrage gekommen wären. Seine Urologin hatte ihm zudem eine Studie mit einem neuen vielversprechenden Medikament angeboten. Frank hat sich nicht überzeugen lassen. Er ist bei seiner Meinung geblieben. Im Nachhinein bin ich froh über seine Standhaftigkeit – auch wenn ich ihn sehr vermisse. Im Rückblick sehe ich, dass ich mir angemaßt habe, zu wissen, was gut für ihn sei und was nicht. Aber so funktioniert es eben nicht. Und wohl erst recht nicht in solch einer existenziellen Situation. Es gibt Ausnahmefälle, in denen ein Betroffener nicht zu klarem Denken fähig ist. Ansonsten gilt: Kein Außenstehender weiß besser Bescheid als man selbst, egal ob Angehöriger oder Arzt.

Im Gegensatz zu meinem Bruder hatte Michael sich entschieden, an einer Studie für ein neues Medikament teilzunehmen. Dabei ist er Ärzten und erst recht Studien gegenüber skeptisch eingestellt. Da habe auch ich als Freund einen schweren Stand. Das Calcitonin, ein Laborwert, der Auskunft über die Aktivität seines Tumors gibt, war so hoch wie noch nie und er fühlte sich schlapp, war häufig sehr müde. Also los ging's und Michael nahm seine Tabletten ein, morgens und abends jeweils zwei Stück. Das lief anfangs auch ganz gut, aber dann entzündeten sich gelegentlich die Augen und die Haut juckte immer wieder. Sein Arzt konnte ihm nicht sagen, ob diese Beschwerden von der Dosierung abhingen, ob sie bald wieder verschwinden würden oder ob sie Vorboten noch viel größerer Probleme waren. Er wusste es schlicht nicht, weil derartige Beschwerden offenbar noch bei keinem anderen Patienten in der Studie beschrieben waren. Speziell gegen das Jucken half nichts wirklich gut. Dass diese Beschwerden mit dem neuen Medikament zusammenhingen, klang wahrscheinlich, war aber keinesfalls bewiesen. Das Jucken ließ Michael schlechter schlafen. Seine Müdigkeit nahm eher zu als ab, seitdem er die neuen Tabletten bekam. Viel mehr noch aber irritierte ihn, dass nicht klar war, in welche Richtung es mit diesen Nebenwirkungen weitergehen würde. Subjektiv fühlte er sich so stark beeinträchtigt, dass er seinen Arzt bat, die Dosis zu reduzieren, was dieser allerdings nicht tat. Denn das Protokoll der Studie, ein Ablaufplan, dem der Arzt zu folgen hat, solange der Patient an der Studie teilnimmt, sah aufgrund dieser Beschwerden keine Änderung der Dosierung vor. Die einzige Möglichkeit wäre gewesen, die Studie an dieser Stelle zu beenden. Das wollte Michael aber auch wieder nicht.

Aus der Studie auszusteigen ist natürlich immer eine Möglichkeit, wenn der Patient oder auch der Arzt die Nebenwirkungen als zu gravierend einschätzt. Dass mitunter der Arzt diese Entscheidung treffen muss, betone ich deshalb, weil ich mehrere Patienten erlebt habe, die trotz sehr starker Nebenwirkungen unbedingt weiter behandelt werden wollten. Die meisten Situationen sind in dem schon erwähnten Studienprotokoll vorhergesehen und entsprechend mit einer Handlungsanleitung bedacht. Aber eben nicht alle. Das ist dann eine ziemlich vertrackte Situation. Es gibt eine Grenze, ab der ich als Arzt eine weitere Behandlung mit einem Studienmedikament nicht mehr befürworten kann. So war es übrigens auch bei Herrn Schulz mit seinem starken Hautausschlag. Er hatte die Entscheidung ja schon selbst getroffen und dies deutlich zum Ausdruck gebracht. Und das war gut. Es geht eben in beide Richtungen. Manchmal hält der Patient die Nebenwirkungen nicht mehr aus, aber der Arzt sieht keine Möglichkeit für eine Anpassung. Dann muss die Studienteilnahme beendet werden. Im anderen Fall möchte der Patient trotz ausgeprägter Nebenwirkungen weiter therapiert werden und der Arzt beendet die Studie, weil es im Protokoll so vorgesehen ist oder er eine Weiterbehandlung nicht verantworten kann.

Aber zurück zu Michael. Die Situation war sehr unbefriedigend für ihn. Wie ist er damit umgegangen? Er hat dem Arzt gesagt, er würde in der Studie weiter mitmachen und hat dann morgens und abends jeweils eine Tablette eingenommen. Er hat die Dosis einfach selbst halbiert. Das Jucken verschwand daraufhin auch. Er konnte wieder durchschlafen und fühlte sich besser. Dass ein Zusammenhang zwischen den Tabletten aus der Studie und den neu aufgetretenen Beschwerden bestand, erschien nun eher wahrscheinlich. Hätten Sie das auch so gemacht? Die Augen brennen, die Haut juckt und man wäre eigentlich viel lieber im Bett als auf den Beinen. Man reduziert die Dosis und gleich geht es besser. Irgendwie konnte ich es nachvollziehen, dass Michael einfach das gemacht hat, was er für richtig hielt, und der Verlauf der Beschwerden schien ihm ja recht zu geben. Im Vorfeld dieser Therapie hatte er schon verschiedenste Dinge ausprobiert. Ob traditionelle chinesische Medizin, einen Heiler oder das Trinken von Weizengrassaft – alles hat irgendwie ein bisschen, aber nichts hat längerfristig gegen den Krebs geholfen. Er wusste, dass die Medizin den Fortgang seiner Erkrankung im besten Falle hinauszögern kann. Die Verzweiflung war gewachsen, weshalb er sich letztlich für diese Studie entschieden hatte. Seine Zuversicht war von Beginn an nicht besonders groß.

Mein Eindruck ist, dass Zweifel, insbesondere wenn sie schon von Anfang an vorhanden sind, eher dazu führen, eine Behandlung innerhalb einer Studie nicht bis zum Ende durchzuhalten. Der Studienablauf ist streng vorgegeben, um zu gewährleisten, dass die Bedingungen für alle Patienten, die daran teilnehmen, durchgängig und überall vergleichbar sind. Große individuelle Entscheidungsfreiheit für den einzelnen Arzt gibt es nicht. Dr. Stern, sein neuer Arzt, der ihn im Rahmen der Studie behandelte, konnte die Dosierung bei Michael nicht anpassen, weil das Protokoll es nicht zuließ. Dieses enge Korsett erfordert von Ihnen als Patient eine hohe Motivation. Im Verlauf einer solchen Therapie ergeben sich immer wieder Situationen, in denen Sie neue Kraft brauchen, um weiterzumachen. Sei es durch die Länge der Behandlung, eine Wirkung, die geringer ausfällt als erhofft, oder aufgrund unvorhergesehener Nebenwirkungen wie bei Michael.

Michaels Daten, die im Rahmen der Studie erhoben wurden, sind durch sein eigenmächtiges Handeln wertlos geworden. Er hatte mir von seiner Selbstmedikation erst viel später erzählt. Ob ich ihn wirklich davon hätte abbringen können, seine Dosierung ohne Wissen des Arztes zu ändern? Ich weiß es nicht. Er ist ein intelligenter Mann und hätte sicher meine Argumentation verstanden, dass man sich in einer Studie so nicht verhalten kann. Die habe ich ihm aber erspart, da es für ihn keine Bedeutung mehr gehabt hätte. Zu der Zeit, als wir darüber sprachen, war diese Studie längst Geschichte.

Der Respekt in Hinsicht auf eine Studie sollte allerdings auch nicht zu groß sein. Natürlich stellt es kein Problem dar, aus einer Studie auszusteigen, weil man zum Beispiel nicht mit den Nebenwirkungen zurechtkommt, obwohl man vor Beginn völlig überzeugt und motiviert war. Um möglichst keinen Schiffbruch zu erleiden, finde ich es wichtig, im Vorfeld sehr ehrlich mit sich zu sein und Vor- und Nachteile einer Teilnahme so gut es geht abzuwägen. Einige Patienten holen, bevor sie sich für die Teilnahme entscheiden, eine weitere Meinung bei einem anderen Kollegen ein, eine sogenannte Zweitmeinung.

Das würde ich auch tun, denn es entspricht meiner Haltung, mir verschiedene Meinungen anzuhören, bevor ich mir eine eigene bilde und eine Entscheidung treffe. Patienten sind für so eine Zweitmeinung zu mir gekommen oder meine Patienten sind zu Kolleginnen gegangen, um deren Sichtweise zu hören. Viele sind wieder zurückgekommen, aber nicht alle. Die Auffassung eines anderen Arztes kann man sich natürlich zu jeder Zeit und ohne irgendeinen Bezug zu einer klinischen Studie einholen. Nicht selten gelingt es einem anderen Kollegen besser, die richtigen Worte zu finden, um Wirkmechanismen oder Chancen einer Behandlung zu erläutern. Hinzu kommt, dass an einer anderen Klinik manchmal noch weitere Therapiemöglichkeiten angeboten werden können, die es in Ihrem Studienzentrum nicht gibt. Große Kliniken, allen voran die Universitätskliniken, bieten häufig spezielle Zweitmeinungssprechstunden an.

Das zentrale Argument für eine zweite Meinung ist, dass sie häufig bei der eigenen Entscheidung hilft. Auch wenn die Kollegin oder der Kollege eine mir beziehungsweise Ihrem Arzt gegenüber abweichende Auffassung vertritt. Meist werden Sie die eine oder die andere Sichtweise einleuchtender finden, bestimmte Argumente besser verstehen und danach handeln. Im ungünstigsten Fall stehen Sie hinterher mit zwei gegensätzlichen Meinungen da und wissen nicht, für welchen Weg Sie sich entscheiden sollen. Das habe ich in der Praxis aber nicht so oft erlebt. In einer solchen Pattsituation würde ich versuchen, zwischen den beiden Ansichten abzuwägen und mich für eine Sichtweise zu entscheiden. Eine dritte Meinung würde ich nur im Ausnahmefall noch heranziehen. Dass ein weiterer Standpunkt mehr Klarheit bringt, ist nämlich keineswegs garantiert.

9

»Das wird hier nichts mehr«

Wann Sie an einen Arztwechsel denken sollten

Wenn ich mir Ihre Unterlagen anschaue, muss ich sagen: Sie hatten aber ein hartes Jahr. Bei einem halben Dutzend Ärzte sind Sie gewesen, und keiner hatte eine Lösung für Sie." Was war denn hier los? Michael wusste im ersten Moment gar nicht, was er der freundlichen Stimme am Telefon antworten sollte. Ging es um seine ärztlichen Erfahrungen, war er nicht gerade verwöhnt. „Dr. Stern hat mich gebeten, einen Termin mit Ihnen zu vereinbaren. Er meinte, Sie seien aufgrund der aktuellen Befunde gut für unsere Studie geeignet. Wann würde es Ihnen denn passen, nach New Orleans zu kommen?"

Michael war erleichtert. Endlich zeigte mal jemand Interesse und guckte genau hin. Das kannte er von Dr. Hill in dieser Form nicht. Vor einigen Monaten hatte ihm dieser schonungslos mitgeteilt, dass sich der Krebs von der aktuellen Therapie nicht mehr aufhalten ließe. Die Laborwerte, die eine Aktivität des Tumors anzeigen, waren enorm in die Höhe geschnellt. Er könne nichts mehr für Michael tun. Auf seine Frage, ob es nicht vielleicht doch noch irgendeine Möglichkeit gebe, erntete Michael nur ein Kopfschütteln. Dann war das Gespräch beendet. Anne, die auch dieses Mal Michael begleitete, versuchte ihn etwas aufzubauen: „Wir finden schon eine Lösung. Es gibt doch noch andere Ärzte. Zu dem Hill gehst du auf jeden Fall nicht mehr."

In den kommenden Monaten hatte er sich immer schwächer gefühlt, war ständig müde und konnte inzwischen auch seinen Malereikurs an der Abendschule nicht mehr unterrichten. Die Versuche, bei anderen Ärzten eine Behandlung zu erhalten, waren allesamt fehlgeschlagen. Da war der Anruf der mitfühlenden Sprechstundenhilfe ein echter Lichtblick. Michael hatte seine gesammelten Unterlagen an die Praxis geschickt, um eventuell bei einer Medikamentenstudie mitmachen zu können, die er im Internet gefunden hatte. Es war der letzte Strohhalm, an den er sich geklammert hatte, obwohl das Therapiezentrum einige Autostunden entfernt war. Und es sah offenbar gut aus.

Anne hatte recht. Doktor Hill war wirklich unsensibel. Es gab keinen vernünftigen Grund, ihn noch einmal aufzusuchen. Mit ihrem Urteil über den behandelnden Arzt ist Anne nicht allein. In einer Versichertenbefragung der Kassenärztlichen Bundesvereinigung (KBV) wurden unfreundliches Auftreten, das Gefühl, nicht ernst genommen zu werden, sowie eine fehlerhafte Behandlung als die häufigsten Gründe genannt, warum Patienten mit ihren Ärzten nicht zufrieden sind. Der letzte Punkt, der die rein medizinischen Fertigkeiten betrifft, leuchtet sofort ein. Die anderen Gründe finde ich bemerkenswert, denn sie betreffen eben nicht die fachliche, sondern die zwischenmenschliche Kompetenz. Es zeigt, dass Patienten im Sprechzimmer eine partnerschaftliche Begegnung erwarten.

Im Rahmen dieser Erhebung wurden Bürgerinnen und Bürger, immerhin mehr als 6000, detailliert zu ihren Erfahrungen mit Ärzten und dem Gesundheitswesen befragt. In jedem achten Fall war die Unzufriedenheit so groß, dass ein anderer Arzt aufgesucht wurde. Wenn man sich vor Augen hält, dass so ein Wechsel meist mit einigem organisatorischen Aufwand und Ärger verbunden ist, man sich einen solchen Schritt daher gut überlegt, erscheinen die zwölf Prozent doch recht viel. Nicht überrascht hat mich hingegen ein anderes Ergebnis: Das Gefühl, der Arzt nehme sich nicht genug Zeit, wurde als Grund für einen Wechsel eher selten genannt. Der Zeitmangel ist ein riesiges Problem in unserem Gesundheitswesen, aber keines, das Sie als Patient so einfach ändern können.

Die Studie von Lothar Schäffner, von der im zweiten Kapitel („Das habe ich mir aber anders vorgestellt") die Rede war, als es um die Erwartungen auf Patienten- und Arztseite ging, nennt exakt dieselben Gründe, weshalb man einen Arzt nicht mehr aufsuchen möchte, wie die KBV-Erhebung. Der Respekt füreinander und der richtige Ton sind entscheidend für das Gelingen eines Dialoges. Beides können Sie zumindest versuchen, von Ihrer Ärztin oder Ihrem Arzt einzufordern. Und wenn Sie die Notwendigkeit dafür sehen, sollten Sie das auch tun. Höflich, aber bestimmt. An der Haltung Ihnen gegenüber können Sie durch Ihr Auftreten eher etwas verändern als an den knappen zeitlichen Ressourcen. Die Tatsache, dass für ein Gespräch mit den Patienten so wenig Zeit vorhanden ist, wird dadurch nicht akzeptabel. Die strukturellen Probleme des Gesundheitswesens sind jedoch nicht Thema dieses Buches.

Das Telefonat mit der Praxis in New Orleans, die Michael eine Studienteilnahme anbot, fühlte sich für ihn schon durch die wenigen Worte der aufmerksamen Schwester richtig an. Der entscheidende Grund, die mehrstündige Fahrt in das Studienzentrum auf sich zu nehmen, meinte er, war allerdings Anne. Sie fand, es war einfach unter Michaels Würde, Dr. Hill weiter aufzusuchen. Als gute Freundin konnte sie Michael überzeugen, das nicht zu tun. Nun war ich selbst nicht dabei, aber aus seinen Erzählungen klang es danach, dass Anne ihm zugeredet und letztlich genügend Argumente geliefert hat, warum Michael seinen bisherigen Arzt nicht mehr aufsuchen sollte. Wenn man gut befreundet ist und sich vertraut, funktioniert das sicher oft. Aber ist es der richtige Weg, jemanden zu einem Arztwechsel zu überreden?

Ich glaube, es ist gar nicht so selten, dass die Angehörigen als treibende Kraft hinter einem Arztwechsel stehen. Bei Silke und Katharina war es so, auch bei Mark und seiner Mutter. Allerdings mischen sich die Angehörigen unterschiedlich stark ein. Silke setzte im Fall von Katharina die Abkehr von der Gynäkologin in Gang, indem sie die unbefriedigende Kommunikation direkt im Arztzimmer ansprach. Die Entscheidung hinsichtlich eines Wechsels hat sie Katharina überlassen. Auf meine Frage, welchen Rat sie Betroffenen für ein solches wichtiges Gespräch mit auf den Weg geben würde, hat sie geantwortet: „Schau dir das genau an, vertrau auf dein Bauchgefühl, und wenn du aus dem Gespräch rausgehst und das Gefühl hast, es ist nicht gut, dann guck dich um! Es gibt nicht nur diese eine Ärztin." Und wenn Katharina trotzdem gern bei der Ärztin geblieben wäre? „Dann hätte ich gesagt: Dann mach das. Meine Bedenken würde ich an der Stelle trotzdem äußern und sagen, dass es Alternativen gibt. Letztendlich ist das ihr Weg. Und wenn es sich für sie richtig anfühlt, bei genau dieser Ärztin zu bleiben, dann ist das okay."

Zumal wenn einem die Erkrankung gerade sehr zusetzt, ist es manchem ganz recht, wenn der Partner oder eine Angehörige die Entscheidung übernehmen. Die eigene körperliche und seelische Verfassung spielt eine wichtige Rolle dabei, inwieweit die Angehörigen auf einen Arztwechsel Einfluss nehmen können und sollen. Als Marks Mutter sich beim Kontrolltermin über den jungen Onkologen geärgert hat, war sie so hellwach und voller Energie wie seit Langem nicht mehr. Sie wollte raus aus der Klinik! In dieser Situation wäre sie nicht einmal auf den Gedanken gekommen, die eigenen Geschicke jemand anderem zu überlassen. Anne hat offenbar nicht sehr lange auf Michael einreden müssen. Die Zeit ohne eine Perspektive auf weitere Behandlung hatte ihn ausgezehrt. Ihm fehlte vermutlich einfach die Energie für kraftraubende Diskussionen mit Anne pro und contra Dr. Hill.

Silkes Vorgehen finde ich gut. Sie hat klar gesagt, was sie denkt, aber keinen Zweifel gelassen, dass sie jede Entscheidung von Katharina akzeptieren und, was mindestens genauso wichtig ist, sie auch weiterhin unterstützen würde. „Diese Beziehung zwischen mir als Angehöriger und meiner Freundin, die Patientin ist, bleibt eine Gratwanderung. Ich denke über die Krankheit – und was es für einen bedeutet – irgendwie nur theoretisch nach. Ich bin ja selbst nicht betroffen. Egal, wie gut ich mich in Katharina hineinversetzen kann. Das sähe vielleicht völlig anders aus, wenn ich selbst krank wäre. Daher gibt es an dieser Stelle auch kein richtig oder falsch, sondern richtig ist das, was sie für sich entscheidet. Wie ich ihre Entscheidung finde, kann ich nur formulieren und das sollte ich auch. Aber es bleibt ihre Entscheidung. Wer bin ich, zu sagen, dass, weil ich die Dinge anders sehe, sie das auch tun muss. Ich hätte vielmehr Angst davor, dass sie mir irgendwann vorhält: ‚Ich habe das jetzt gemacht, weil du das wolltest.'" Ob Anne solche Überlegungen auch durch den Kopf gegangen sind, weiß ich nicht. Auf jeden Fall ist sie anders vorgegangen und hat an Michaels Stelle entschieden.

Gute Gründe, einen Arztwechsel in Betracht zu ziehen, hatten beide. Ausschlaggebend war einmal mehr die mangelnde Fähigkeit der behandelnden Ärzte, sich auf die Gefühlslage der Betroffenen einzustellen und respektvoll mit ihnen umzugehen. Die Ergebnisse der zitierten Umfragen ließen sich nur zu gut bei den Freunden nachvollziehen, die ich befragt habe. In Katharinas Fall kam hinzu, dass die Ärztin die Beklommenheit der Patientin noch verstärkte, indem sie meinte: „Das erklär ich Ihnen jetzt nicht, denn das macht Ihnen noch mehr Angst." „Die Ungewissheit über die Bilder und die Diagnose kriegst du ja nicht aus dem Kopf", sagt Silke. „Schlimmer geht es nicht. Mehr Furcht kann man jemandem nicht einflößen. Und genau das passierte im Nachgang auch. Da ist die Stimmung total gekippt. Katharina bekam große Angst davor, wie es weitergehen sollte. Sie sah keine rechte Hoffnung mehr auf eine Wende zum Besseren."

Es kann vorkommen, dass Sie kaum noch in der Lage sind, eine Entscheidung wie einen Arztwechsel selbst zu treffen. Dann ist es gut, wenn die Angehörigen das übernehmen können, so wie Mark es getan hat, als er seine Mutter von der Palliativstation nach Hause holte. Erlebt man eine Ärztin oder einen Arzt als respektlos, ist die Entscheidung schnell klar. Die Möglichkeit, zu einer einvernehmlichen Lösung zu gelangen, scheint nicht gegeben und ich würde in einem solchen Fall auch keine Bemühungen unternehmen, eine solche zu erreichen.

Viele Situationen sind aber nicht so eindeutig. Meist gibt es nicht das eine Ereignis, das einen sofort handeln lässt. Häufiger ist es so, dass mit der Zeit die Unzufriedenheit zunimmt. Ein Prozess, in dessen Verlauf man wiederholt selbst Argumente für und gegen einen Wechsel des Arztes abwiegt, bietet aber auch die Möglichkeit gegenzusteuern. Sie können noch ein weiteres Mal versuchen, Ihr Anliegen mit Ihrer Ärztin zu besprechen: Sagen Sie, was Ihnen Sorge bereitet. Mitpatienten sind in dieser Phase gute Ansprechpartner, denn immerhin scheinen sie ja mit der Art der Ärztin und dem Praxisteam zurechtzukommen. Es sind meist allgemeine Dinge, die einen unzufrieden werden lassen. Die können auch Mitpatienten beurteilen: Lässt sie die anderen auch nicht ausreden und wirkt eher desinteressiert? Oder unterstützt sie deren Suche nach alternativen Behandlungen sogar? Versuchen Sie herauszufinden, warum die Patienten genau diese Praxis gewählt haben und nicht in eine andere gehen. Einige werden einen Wechsel nie in Betracht gezogen haben, einfach weil es von Anfang an gut lief. Auch deren Argumente gegen einen Arztwechsel sind vielleicht eine Überlegung wert. Versuchen Sie, möglichst klare Informationen zu bekommen. Die helfen Ihnen eher als schwierig nachzuvollziehende Gefühlsbeschreibungen.

Sollten Ihre Mitpatienten auch Probleme mit der Art der Ärztin haben, ist es vielleicht das Team oder einfach die pragmatische, erfolgreiche Behandlung, die sie weiter hierherkommen lässt. Im Warte- oder Therapieraum werden Sie zumindest Meinungen hören, die Sie mit Ihren eigenen Ansichten vergleichen können. Manchmal hilft das bei der eigenen Entscheidung. Gelingt es in dieser Phase trotz allem nicht, mit der eigenen Unzufriedenheit bei Ihrer Ärztin Gehör zu finden und ins Gespräch zu kommen, wird die Toleranz bald aufgebraucht sein und man sucht sich einen anderen Arzt.

Wenn möglich, nehmen Sie sich für diese Abwägung ausreichend Zeit. Neben den Erfahrungen Ihrer Mitpatienten kann es auch helfen, die eigenen

Eindrücke mit einem Angehörigen, der die Praxis ebenfalls kennt, zu besprechen. Vielleicht teilt er Ihre Wahrnehmungen und ist sogar erleichtert, dass Sie es auf den Tisch bringen. Denn bisher hat er sich, anders als Silke, nicht getraut, das Thema anzusprechen, da er Sie nicht beeinflussen wollte. Vorstellbar ist aber genauso gut, dass Sie Argumente über die fachliche Kompetenz der Ärztin hören und an Augenblicke erinnert werden, in denen diese sich fürsorglich um sie gekümmert hat, sodass Sie Ihren Entschluss noch einmal überdenken.

Angst oder Sorgen sind für Ihre Entscheidung keine guten Ratgeber. Ein aktuell schweres Krankheitsgefühl verzerrt schnell den Blick. Wäre es möglich, zu warten, bis Ihre Schmerzen ein wenig abgeklungen sind und Sie sich weniger müde und wieder kräftiger fühlen, bevor Sie eine Entscheidung treffen? Bloßes Abwarten allerdings hilft bei Sorgen oder Verzweiflung meist nicht. Belastende Gefühle lassen sich nicht vertreiben, indem man sich einfach vornimmt, ruhiger und gelassener zu sein, oder indem man einen langen Spaziergang macht. Es gibt für den Umgang mit ihnen kein Patentrezept. Das gilt auch für Angehörige. Bei meinen Brüdern gab es immer wieder Momente, in denen ich mich sehr gesorgt habe. Als Ralf wegen Tochtergeschwüren seines Tumors an der Halswirbelsäule operiert werden musste, habe ich schlecht geschlafen aus Angst vor einer Querschnittslähmung, die als Komplikation des Eingriffs hätte auftreten können.

Am meisten geholfen haben mir die Gespräche mit einem befreundeten Psychologen. Er hat mir klargemacht, dass meine Sorge und meine Angst, letztlich alle meine Gefühle, dadurch entstehen, wie ich denke und Dinge bewerte. Frank wollte keine zweite Therapie, er wollte auch nicht an einer Studie teilnehmen. Das fand ich nicht richtig und war deshalb verzweifelt und traurig. Eher unbewusst hatte ich seine Entscheidung aufgrund meiner Überzeugung bewertet, dass eine weitere Therapie für ihn besser wäre. Traurig war ich durch die Gedanken, die ich hatte, und nicht durch Franks Entscheidung. Ich hätte ja auch daran denken können, dass er keine weiteren Nebenwirkungen irgendeiner Therapie erleben musste, und hätte mich darüber freuen können, dass er seine Selbstbestimmtheit nicht aufgegeben hatte. Hätte ich so gedacht, wären meine Gefühle andere gewesen.

Zu der Zeit war ich nicht in der Lage, mir grundsätzliche Überzeugungen, die zu belastenden Gefühlen wie Sorge und Angst führten, bewusst zu machen. Ich war noch nicht bereit, diese Überzeugungen zu hinterfragen und zu ändern. Solche Veränderungen passieren nicht von heute auf morgen, sie brauchen Zeit. Der befreundete Psychologe erklärte mir, dass Ansätze aus der kognitiven Verhaltenstherapie, die Menschen dabei unterstützen sollen, neue Bewältigungsstrategien im Umgang mit Belastungen zu entwickeln, langfristig angelegt sind. Mit ausreichend Zeit können sie im gesamten Krankheitsprozess helfen, mit negativen Gefühlen wie Sorge, Angst, Frustration und Verzweiflung besser umzugehen. Gelingt das, wird auch die Entscheidung, ob man sich besser einen neuen Arzt suchen sollte, von rationalen Erwägungen und weniger von belastenden Gefühlen geleitet.

Bei der Kontrolluntersuchung von Frau Koslowski war es der Tonfall des jungen Arztes, der sie dazu veranlasste, in diese Klinik keinen Fuß mehr zu setzen. Mark meinte zu mir, so konsequent hätte er seine Mutter häufig erlebt. Sie hätte sich von anderen ungern etwas sagen lassen und lieber selbst vorgegeben, wo es langgeht. Das war ihre Art. Aber wir alle sind verschieden. Die neue Lebenssituation betrifft jeden individuell anders und entsprechend unterschiedlich sind unsere Reaktionen. Sie würden vielleicht das Gespräch mit einem anderen Kollegen oder der Oberärztin einfordern, bevor Sie sich entschließen, diesem Krankenhaus den Rücken zuzudrehen. Ausschlaggebend für Ihre Entscheidung wäre wohl auch, wie die Aufenthalte bisher verlaufen sind. Wenn die fehlende Empathie des jungen Kollegen nur den unrühmlichen Höhepunkt einer Kette enttäuschender Erfahrungen darstellt, ist die Suche nach einer Alternative unausweichlich. Andernfalls genügt vielleicht schon ein aufgeschlossenerer Kollege im gleichen Haus, um verloren gegangenes Vertrauen in die Klinik zumindest teilweise wiederzugewinnen. Eine solche Alternative haben Sie bei Ihrer niedergelassenen Ärztin in der Regel nicht.

Wenn Sie sich nicht gut oder nicht richtig behandelt fühlen, dann seien Sie konsequent und wechseln den Arzt. Genau wie Silke es sagt: Es gibt noch andere Ärzte. Fällen Sie eine solche Entscheidung aber nicht voreilig oder aufgrund einer schlechten Tagesform. Bei einer längeren Krankengeschichte kennt Ihre Ärztin eben nicht nur den medizinischen Verlauf, sondern sie hat auch gelernt, Ihre Fähigkeiten einzuschätzen, mit der Krankheit umgehen zu können. Sie weiß, wie Sie bei Rückschlägen reagieren, und hat breites Wissen über Ihr Umfeld gesammelt. Meist kennt sie Ihre Unterstützer und hat zu ihnen eine Beziehung aufgebaut. Sie ist vertraut mit den Widrigkeiten, mit denen Sie sich außerhalb des Sprechzimmers noch herumschlagen müssen. All diese Informationen müssen Sie einem neuen Arzt erst einmal anvertrauen und das braucht auch Zeit. Nichts davon steht in Ihren medizinischen Befunden, die Sie bei einem Wechsel ausgehändigt bekommen und zu Ihrem neuen Arzt mitnehmen. Damit Sie mich nicht falsch verstehen: Ich möchte niemanden von einem Arztwechsel abhalten und es gibt nicht selten sehr gute Gründe dafür. Aber tun Sie es nicht leichtfertig.

Damit Sie gar nicht erst in eine Lage geraten, in der so viel auf dem Spiel steht, empfinde ich es als wichtig, frühzeitig darauf zu achten, wie mit Ihnen umgegangen wird. Das aktive Zuhören, so wie Richard Rogers es entwickelt hat, spielt dabei nach meiner Meinung eine zentrale Rolle. Einige Kernelemente seiner Lehre habe ich im sechsten Kapitel („Angst ist ein gefährliches Gift") vorgestellt und möchte sie hier nicht im Detail wiederholen. Aber achten Sie gleich zu Beginn der Beziehung darauf, wie ganzheitlich Sie als Person angenommen werden. Stellen Sie sich gleich am Anfang die Frage, ob Sie hier richtig sind. Eine schlimme Diagnose trifft Sie unvermittelt und in dem Moment haben Sie den Kopf wirklich nicht frei, um über solche Dinge nachzudenken? Dann bitten Sie Ihre Begleitung, darauf zu achten. Spätestens beim zweiten oder dritten Besuch. Fühlen Sie sich erst mal wohl, dann ist der

Punkt zunächst abgehakt und Sie müssen hoffentlich auch später nicht noch einmal neu abwägen.

Ich hatte Frank nach unserer Begegnung mit seiner Urologin gefragt, ob es ihm dort wirklich gut geht. Er wollte aus zwei Gründen keinen Wechsel. Die nächste urologische Praxis war viele Kilometer entfernt und zusätzliche Fahrtzeiten wollte er, wenn irgendwie möglich, vermeiden. Außerdem hat er die Ärztin bezüglich der Erkrankung als kompetent empfunden. Das sei für ihn wichtiger als eine Wohlfühlatmosphäre. Da hatte ich meine Antwort. Für ihn zählten die harten Fakten. Und das war auch in Ordnung so. Als sein Bruder war es mir wichtig, die Frage gestellt zu haben.

Mir ist es auch selbst schon passiert, dass Patienten zu einem anderen Kollegen gewechselt sind. Von einigen habe ich die Gründe nicht erfahren, sie sind einfach weggeblieben. Die Bitte um die medizinischen Unterlagen kam dann schriftlich oder wurde gar nicht an mich, sondern an die medizinischen Fachangestellten gerichtet. So hatte ich keine Chance, Gründe zu erfahren oder Missverständnisse zu klären. Offenbar hatte ich meinen Vertrauensvorschuss verspielt. Manchmal war die Ursache ganz einfach eine Therapie, die ich nicht anbieten konnte.

Komplizierter lag der Fall mit Herrn Ascheberg, der nach mehr als zwei Jahren das Behandlungsverhältnis aufkündigte. Der junge Mann war an einem Tumor der Rachenmandel erkrankt. Das ist ungewöhnlich für einen 28-Jährigen, da so ein Krebs eher bei Menschen auftritt, die viel geraucht und getrunken haben. In einem kleinen Teil der Fälle allerdings wird die Erkrankung mit einem speziellen Virus, dem sogenannten humanen Papillomavirus 16, in Verbindung gebracht. Der Nachweis für diesen Erreger war bei dem Patienten positiv ausgefallen, sodass dies als eine mögliche Ursache für die Krebserkrankung erschien, zumal Herr Ascheberg kaum trank und nie eine Zigarette angefasst hatte. Tumore des Kopf-Hals-Bereiches gehören nun nicht zu den häufigsten unter den bösartigen Krebserkrankungen. Zusammen mit der HNO-Klinik hatten wir eine spezialisierte Sprechstunde aufgebaut, weshalb auch Herr Ascheberg zu uns überwiesen worden war. Die Ausbreitung des Krebses machte eine Chemotherapie erforderlich. Ich behandelte den Patienten seit zwei Jahren, aber jetzt wuchs der Tumor erneut.

Seit einigen Monaten befand sich Herr Ascheberg in einem compassionate use program, an dem unsere Klinik teilnehmen konnte. Bei so einem Programm handelt es sich um die Möglichkeit, ein in dem entsprechenden Land noch nicht zugelassenes Arzneimittel zur Behandlung einzusetzen. Es sind Ausnahmefälle, in denen Medikamentenstudien nicht zur Verfügung stehen und bereits zugelassene Therapien nicht befriedigend erscheinen. Ich war froh gewesen, für den jungen Patienten noch eine Behandlungsmöglichkeit gefunden zu haben, die Wirkung zeigte. Da Herr Ascheberg das Medikament ohne wesentliche Probleme vertrug, waren beide Seiten mit der Situation zufrieden. Bis zu dem Punkt, an dem seine Wirksamkeit erlosch.

In all den Jahren, in denen er mit der Krankheit rang, war Herr Ascheberg nicht über das Gefühl hinweggekommen, vom Leben ungerecht behandelt worden zu sein. Und natürlich hatte er jedes Recht zu hadern, wütend und traurig zu sein, dass er so früh in seinem Leben so schwer erkrankte. Bei der Bewältigung seiner Krebserkrankung versuchte ich ihn zu unterstützen, aber die Erkrankung selbst konnte ich nicht rückgängig machen. Gemeinsam mit den anderen Fachabteilungen fahndeten wir nach außergewöhnlichen Möglichkeiten, um dem starken Therapiewunsch des jungen Mannes weiter entsprechen zu können, nachdem die zugelassenen Medikamente keine Wirkung mehr zeigten.

Trotzdem gab es bei fast jedem Gespräch eine Mischung aus Wut, Frustration und Ablehnung, die durch ständige Forderungen von Seiten der Ehefrau an mich noch weiter angeheizt wurde. Ob ich denn nicht mal diese neue Therapie ausprobieren wolle, die in dem mitgebrachten Artikel empfohlen wurde? Warum wir nicht häufiger das Blut kontrollieren würden? Könne man nicht doch operieren oder noch einmal eine Strahlentherapie diskutieren? Ich wurde mit Vorschlägen und Überlegungen überhäuft. Meine Anregungen hingegen, sich, gegebenenfalls mit professioneller Unterstützung, der Erkrankung zu stellen und damit auseinanderzusetzen, dass, so furchtbar es war, die Lebenszeit nach meiner Einschätzung begrenzt sei, wurden nicht beachtet.

Dann kam der Tag, an dem ich empfahl, sich auf unterstützende Maßnahmen zu beschränken, da auch die experimentelle Therapie ein Weiterwachsen des Tumors nicht mehr verhinderte. Es wäre möglich, die Schmerzen zu nehmen und zu erreichen, dass es nicht zur Atemnot käme, versicherte ich dem Patienten. Torsten, ihr Mann, sei doch noch so jung, da könne doch nicht einfach Schluss gemacht werden, meinte seine Ehefrau. Und überhaupt hätte ich sie überredet, bei diesem erfolglosen Medikamentenprogramm mitzumachen. Es ginge mir nur um meine Karriere. Der Patient wäre mir völlig egal. Beide fanden meine Empfehlung, keine weitere gegen den Tumor gerichtete Behandlung zu beginnen, nicht akzeptabel. Sie verabschiedeten sich mit den Worten, einen anderen Kollegen aufsuchen zu wollen, einen, der nicht so schnell aufgeben würde. Dass sie jemanden gefunden haben, ist keineswegs ausgeschlossen. Vielleicht haben sie noch von einer Therapiemöglichkeit gehört, die ich bei meinen Recherchen nicht aufspüren konnte. Oder einer meiner Kollegen hat, anders als ich, einen weiteren Behandlungsversuch noch nicht als „Übertherapie“ eingeschätzt.

Ich hätte mich anders verhalten können, hätte von mir aus einen Wechsel zu einem anderen Arzt vorschlagen sollen. Das ist mir später klar geworden. Dass ich nicht gut mit dem Patienten und seiner Ehefrau zurechtkam, habe ich nicht rechtzeitig realisiert. Die Begegnungen waren anstrengend, aber das war natürlich kein Grund, den Patienten nicht weiter zu behandeln. In so einem Fall, bei einem 28-Jährigen, sind die Emotionen stark. Die Verzweiflung, die Wut, die Trauer, alles ist sehr intensiv. Das Problem war eher, dass ich keinen Weg fand, mit meinen Ansichten durchzudringen, und sich dadurch die Kluft zwischen dem, was die Aschebergs von mir erwarteten, und dem, was ich leisten konnte, stetig vergrößerte, bis sie nicht mehr zu überbrücken war. Da ich als Außenstehender einen anderen Blick auf die ganze Situation habe als die beiden jungen Eheleute, hätte der Vorschlag, die Behandlung vielleicht bei einem anderen Kollegen durchführen zu lassen, von mir kommen müssen. Dabei geht es für mich nicht darum, vor schwierigen Gesprächen zu flüchten. Der Patient wäre aber bei jemandem, den er in seinen Überzeugungen und Handlungen besser annehmen kann, wohl zufriedener und entspannter gewesen.

Dass ich einen Patienten gefragt habe, ob er vielleicht lieber von einer Kollegin oder einem Kollegen behandelt werden möchte, ist sehr selten vorgekommen. Aber es gab solche Situationen. In einer großen Ambulanz mit vielen Ärzten war das auch relativ unproblematisch zu realisieren, da einige Patienten im Rahmen einer Vertretung gelegentlich auch schon Kontakt zu einem anderen Arzt der Abteilung hatten. Ein solcher Wechsel war weniger herausfordernd als der zwischen zwei niedergelassenen, räumlich womöglich weit auseinanderliegenden Kollegen. Anders als beim Wunsch des Patienten, den Arzt zu wechseln, ist es im umgekehrten Fall, wenn der Arzt einen solchen Wechsel vorschlägt, für diesen ein Eingeständnis, dass er mit dem Patienten beziehungsweise der gesamten Situation nicht gut zurechtkommt. Das aber ist ja sein Beruf, seine Expertise. Sich einzugestehen, mit einem Patienten nicht klarzukommen, fällt schwer. In der geschilderten Situation habe ich es offensichtlich nicht gekonnt. Zu sehr war ich davon überzeugt, noch eine Lösung zu finden.

Und was spricht jetzt dafür, dem Arzt noch einmal eine Chance zu geben? Die junge Mutter von Ole, Jule, war aufgebracht und wütend, nachdem sie mitbekommen hatte, dass der diensthabende Arzt bei ihrem Sohn in der Nacht das Koffein abgesetzt hatte. Auch wenn Jule versuchte, sich nicht mit zu vielen Informationen über mögliche Komplikationen zu belasten, so wusste sie doch, dass die Koffeingabe sehr wichtig war, um Oles kritische Lungenfunktion zu verbessern. Am Abend vorher hatte sie ausführlich mit der Stations- und der Oberärztin gesprochen und alle waren sich einig, auch während der bevorstehenden Diphtherie-Impfung das Medikament weiter zu geben. Ob diese Information während des Schichtwechsels verloren ging oder einfach nicht beachtet wurde, war nicht klar. Auf jeden Fall bekam Ole in der Nacht, wohl aufgrund der Impfung, kein Koffein.

„Das war die absolute Katastrophe! Man verlässt sich doch darauf, dass die Leute auf der Station wissen, was sie machen. Es war alles hundert Mal abgesprochen. Und dann das. Vergessen! Es ging hier doch nicht um eine Flasche Milch, die ich im Laden vergesse! Die Lungen von Ole waren total unterentwickelt und das Koffein war dafür wahnsinnig wichtig. Das konnte man doch nicht einfach so vergessen. Ich habe geheult, hab geschrien. Ich war wirklich außer mir. Zum Glück war Robert da. Er hat mich einfach in den Arm genommen und versucht, mich zu überzeugen, dass Ole das schafft. Aber das war nicht so einfach. Von den Leuten der Station wurden wir erst mal in Ruhe gelassen und das war auch gut so."

Am späten Nachmittag sei dann die Stationsärztin zu den beiden gekommen und hätte sich Zeit genommen. „Für mich war ganz wichtig, dass die Ärztin sich entschuldigt und einen Fehler eingeräumt hat. Sie war zwar nicht der Arzt aus der Nacht, aber letztlich verantwortlich. Es war jetzt nicht so, dass mir das gleich ein super Gefühl gemacht hätte. Oles Atmung war ja erst mal schlechter geworden und wir mussten wieder abwarten. Warten, ohne zu wissen, ob er sich wieder erholt, war echt das Schlimmste. Aber ihre Ehrlichkeit fand ich wichtig. Was den Kollegen in der Nacht dazu bewogen hätte, das Koffein abzusetzen, wüsste sie noch nicht, da es noch keine Gelegenheit gab, mit ihm zu sprechen. Aber sie würde dem nachgehen."

Ein Wechsel des Krankenhauses wäre aufgrund der intensiven Betreuung, die Ole benötigte, nur mit ungeheurem Aufwand zu bewerkstelligen gewesen. Und in den vielen Wochen bis zu dieser Nacht hatten sie sich mit Ole auch sehr gut aufgehoben und betreut gefühlt. Jetzt war das Vertrauen allerdings ziemlich angeschlagen. „Es war nicht unser Vertrauen in die Kompetenz der Ärzte gestört, sondern in die Organisation und die Zuverlässigkeit. Das muss ja alles zusammen gut funktionieren." Die Entschuldigung für den Fehler, und dass Aufklärung betrieben wurde, war für Jule wesentlich. Die ganze Sache wurde nicht als Missgeschick abgetan, das eben passiert ist.

Das Verhältnis mit den Ärzten auf der Station war nicht mehr so unbeschwert wie vorher, aber sie war bereit, ihnen Oles Leben weiter anzuvertrauen. Allerdings schaute sie jetzt viel genauer hin und fragte mehr, als sie es vorher getan hatte. Geholfen hat ihr auch die Erinnerung an Oles Herzoperation. Die Ärzte hatten ihr damals gesagt, dass sie nicht sicher wüssten, ob Ole den Eingriff überleben würde. Das zu hören war natürlich hart. Aber die Ärzte gaben damit in ihren Augen ein Eingeständnis, nicht jedes Problem garantiert in den Griff zu bekommen. Die Offenheit hatte ihr damals geholfen. Und so war es wohl auch jetzt beim vergessenen Koffein. Obgleich zwischen einem selbst verschuldeten Fehler und der fehlenden Möglichkeit, den Ausgang eines schweren Eingriffs sicher vorauszusagen, natürlich ein wesentlicher Unterschied besteht.

Wenn man sich gut und lange kennt, schafft das Vertrauen. Das gilt für chronisch kranke Patienten, die zum Facharzt gehen, genauso wie für die wiederkehrenden Besuche der meisten Menschen beim Hausarzt, den sie wegen ganz verschiedener Probleme aufsuchen. Sollte man meinen. Es gibt aber Menschen, die das anders sehen. In der bereits erwähnten Befragung des Forscherteams um Lothar Schäffner gaben einige der Beteiligten nämlich an, dass es sinnvoll sei, den Hausarzt von Zeit zu Zeit zu wechseln. Und warum? Auf Patientenseite wird befürchtet, dass der Arzt nicht mehr so gründlich hinschaut und keine eingehende Anamnese mehr erhebt, weil er meint, durch die vielen Jahre des Kontaktes den Patienten bereits gut zu kennen. Dieses Ergebnis bezeichneten die Wissenschaftler, wie ich finde zurecht, als sehr überraschend.

Solange Sie für eine derartige Befürchtung keine handfesten Hinweise haben, das ist meine Meinung, sollten Sie den Arzt, mit dem Sie jahrelang gut ausgekommen sind, auf keinen Fall verlassen. Wenn Sie ihm das Vertrauen entziehen und in eine andere Praxis gehen, sollte er dafür einen

Grund geliefert haben. Guckt er wirklich nicht mehr richtig hin und fragt nur noch selten ordentlich nach, dann ist das ein Grund. Aber bei einer intakten Partnerschaft aus einer reinen „Wechselroutine“ heraus einen neuen Arzt zu suchen, halte ich nicht für sinnvoll. Bei einem Wechsel des Hausarztes ist zudem auf einen eventuell bestehenden Hausarztvertrag zu achten, der Sie für mindestens ein Jahr an den Hausarzt bindet. Sie können prinzipiell auch vor Ablauf eines solchen Vertrages wechseln, aber in der Regel nur bei einem schwerwiegenden Vertrauensbruch, was die Befragten der Studie eben gerade nicht als Grund für den Wechselwunsch angegeben hatten.

Für einen Arztwechsel gibt es immer wieder einmal einen guten Grund. Wie auch die Geschichten von Albert, Katharina und Michael zeigen, spielt der respektvolle Umgang miteinander eine ausschlaggebende Rolle. Seinen Arzt frei wählen zu können ist gesetzlich gesichert. Wenn Sie sich nach einiger Abwägung dazu entschlossen haben, dann reden Sie mit einem anderen Arzt. Es gibt stets eine Alternative. Wie eingangs erwähnt, gehen etwa zehn Prozent aller Patienten diesen Weg.

10

»Kann ich doch alles selbst nachschauen«

Hilfen und Grenzen des Internets

Zeitung lesen, Angebote vergleichen, Korrespondenz erledigen, Videos gucken oder Poker spielen – alle elf Minuten wird im Durchschnitt über das Mobiltelefon ins Internet geschaut. Rechnet man zu den mobilen Geräten noch die Nutzung des heimischen Computers dazu, wird schnell klar: Das Internet ist fast so wichtig wie der Sauerstoff zum Atmen. Diese stete Quelle an Informationen wird jeder nutzen, auch um sich über Gesundheitsaspekte, Krankheitsbilder, Therapiemöglichkeiten oder die Arztwahl zu informieren. Das ist nur logisch. Und ohne Zweifel gibt es fabelhafte Seiten mit wirklich fundierten und differenzierten Informationen.

Nun liegt es aber im Wesen des Internets, dass gut aufbereitetes Wissen gleich neben pseudowissenschaftlicher Meinung, unvollständigen Abhandlungen oder gar gezielter Falschinformation steht. Das alles ist schwer voneinander zu unterscheiden. Ihre Suchergebnisse, vor allem aber die Einordnung dessen, was Sie da finden, werden umso zuverlässiger, je mehr Sie selbst Experte sind. Schon die Auswahl der treffenden Suchbegriffe bestimmt über die Qualität Ihrer Ausbeute. Und der Suchalgorithmus ist kein Arzt. Er unterscheidet nicht zwischen Ernährungstrend, ärztlicher Leitlinie und Vereinsmotto, solange alle das gewählte Suchwort enthalten.

Eine neue Kaffeemaschine zu besorgen war vergleichsweise einfach. Sie brauchten ein neues Gerät, um Ihren morgendlichen Muntermacher aufzubrühen. Es galt, zwischen Vorstellungen zur Qualität und dem Budget abzuwägen, auch musste das neue Objekt irgendwie zur Küche passen. Die wenigen Fakten waren leicht zu überschauen. Der Vergleich von Angeboten, Preisen und Nutzerkommentaren gestaltete sich problemlos und eine Entscheidung aus der überschaubaren Zahl von Alternativen war schnell getroffen. Der frische Kaffee aus der neuen Maschine schmeckte hervorragend, doch nach mehreren Wochen, Sie konnten sich schon gar nicht mehr an die alte Maschine erinnern, haben Sie immer kurz nach dem Genuss der zweiten Tasse ein Drücken im Oberbauch bekommen. Nicht dramatisch, aber es hat Sie gestört. Also ran an die Tasten und im Internet nachschauen, was es sein könnte. Neben Tipps, wie Sie den Kaffee schonender zubereiten können, finden sich Treffer zu Sodbrennen, Magenschleimhautentzündung, pflanzlich basierter Abhilfe, Dünndarmgeschwür, Yogaübungen usw. Dabei haben Sie nur die „medizinisch relevanten" Suchergebnisse der ersten drei Seiten angeschaut und die restlichen knapp sechs Millionen Einträge gar nicht mehr beachtet.

Die Hoffnung, durch einen Blick ins Internet die Situation erst einmal einzuordnen, ist verständlich. Man weiß nicht, was mit einem los ist, und versucht, die verloren geglaubte Kontrolle über das eigene Befinden durch etwas Recherche wiederzuerlangen. Wenn Sie nun auf Bildsuche schalten, tauchen auch Fotos zu Speiseröhren- und Magenkrebs auf. Bilder wie auf einer Zigarettenschachtel, die Sie bisher eigentlich nie gestört haben. Aber jetzt wird Ihnen doch ein bisschen komisch. Hier wäre der richtige Moment, zum Arzt zu gehen. Verglichen mit dem Internet hat Ihr Arzt einen entscheidenden Vorteil: Er kann die Angaben durch ein paar Fragen präzisieren, die Beschwerden in einen Zusammenhang stellen und deren Ursache eingrenzen.

Ihr Computer ist derzeit noch nicht in der Lage, Gegenfragen zu stellen. Sie können höchstens, mit etwas Glück, bei Ihrer Suche auf einen geeigneten Fragebogen stoßen.

Was passiert, wenn Sie doch erst einmal weiter im Netz bleiben, um Klarheit zu gewinnen? Sie stoßen vielleicht auf ein Youtube-Video, mit dem Betroffene oder Interessierte versuchen, anderen Nutzern zu helfen. Das glückt gar nicht so selten und ist im Fall der geschilderten Symptome verständlich dargestellt. Das Filmchen zur Refluxkrankheit, dem Zurücklaufen des Magensaftes, ist wirklich gut gemacht. Druckgefühl, leichte Übelkeit, ab und an etwas Sodbrennen – das haben Sie auch, obwohl Sie schon seit Jahren einen Blocker gegen die Magensäure einnehmen. Woher kommt jetzt bloß diese ganze Säure? Reicht die Dosis der kleinen Tablette nicht mehr aus?

Wenn Sie ein optimistischer Mensch sind, wirkt die Erklärung zur Schleimhautentzündung logisch und nach ein paar Umstellungen in der Ernährung und etwas weniger Kaffee ist das Thema für Sie vielleicht erledigt. Oder ist es doch etwas anderes? Sind Sie, vielleicht aufgrund von Erfahrungen in Ihrem Freundeskreis, eher ängstlich veranlagt, erscheint Ihnen das Magenkarzinom plötzlich als wahrscheinlichste Ursache der Beschwerden. Bei jedem Menschen liegen die Dinge aber nun ein bisschen anders. Spätestens jetzt brauchen Sie einen Experten. Die Internetsuche wird ab einem bestimmten Punkt wohl hauptsächlich von Ihrer Gefühlslage geprägt und das versetzt Sie entweder in einen unnötigen Alarmzustand oder wiegt Sie in falscher Sicherheit. Medikamente, die Sie einnehmen, Begleiterkrankungen, unter denen Sie leiden, Operationen, die sie hatten, wenn man all das nicht berücksichtigt, wird die Sicht auf das eigentliche Problem möglicherweise verdeckt.

Als Betroffener lesen Sie die Informationen ganz anders als Ihr Partner, der selbst keine Beschwerden hat. Objektiv sind beide Betrachtungen nicht. Die Wissenschaft beschreibt dieses Phänomen als selektive Wahrnehmung. Die Informationsflut, die Millionen Reize, die täglich auf uns einprasseln, konkurrieren miteinander, wollen Aufmerksamkeit. Unser Gehirn hat aber nur eine bedingte Kapazität, dem gerecht zu werden, und filtert die Eindrücke. Das ist die Voraussetzung, um Wichtiges von Unwichtigem zu trennen. Dinge, die uns nicht relevant erscheinen, werden ausgeblendet, andere nehmen wir wahr.

Angenommen, Sie begleiten Ihren Sohn zum Spiel seines Fußballteams am Sonntag. Sie sind nicht die einzigen Eltern, die ihren Schützling anfeuern. Sie lachen, unterhalten sich während des Spiels mit den anderen und haben einen guten Nachmittag. Hinterher fragt Sie ihr Mann, ob er sich nicht auch einen Vollbart wachsen lassen solle. Das scheint ja jetzt wieder in Mode zu sein. Sie fänden das super, aber aufgefallen ist Ihnen die neue Bartmode bei den anderen Vätern nicht. Allerdings sei ja grün ganz offenbar die Farbe dieses Sommers. „Grün – wie kommst du denn jetzt darauf?" Nachdem Sie ihm dann fünf Leute mit grüner Kleidung gezeigt haben, kann er sich die Frage selbst beantworten. Und Ihr Sohn hat von alledem sowieso nichts mitbekommen und nur Augen für die neuen Fußballschuhe seiner Mitspieler gehabt, die er sich nun zum Geburtstag wünscht. Sie schauen sich nur fragend an. Welche Fußballschuhe? Jeder hat bei der Wahrnehmung derselben Situation einen anderen Filter benutzt, der, meist unbewusst, geprägt ist von Erfahrungen, Emotionen oder Erwartungen.

Eine Chance, den Effekt der selektiven Wahrnehmung abzumildern, besteht darin, sich Rat bei einem unabhängigen Dritten zu holen, der genau zuhört und nachfragt. Wenn es sich um einen Experten handelt, ist er außerdem auf seinem Gebiet geschult in der Auswahl und Verwendung von Informationen. Also mal schauen, was der Arzt zum Drücken im Oberbauch meint. Mit gezielten Nachfragen, die auf seinem Wissen und seinen Erfahrungen basieren, und eventuell einigen Untersuchungen wird er mögliche Ursachen nacheinander ausschließen, bis er eine Diagnose gestellt hat. Zuvor muss er immer wieder abwägen, in welche Richtung er weiter schauen soll. Wenn Sie sich beim Pilzesammeln zu tief in den Wald getraut haben und der Akku Ihres Mobiltelefons leer ist, wird der Weg zurück zum Auto von Ihren Erfahrungen und Wegentscheidungen abhängen. Muss ich hier links oder rechts abbiegen? Bin ich wirklich über diese Lichtung gekommen? Kennen Sie sich in dem Waldstück gut aus und konzentrieren sich auf dem Rückweg, werden Sie schnell wieder im Auto sitzen.

Der Weg von Ihren Magenbeschwerden zur Diagnose einer leichten Magenschleimhautentzündung durch übermäßigen Kaffeekonsum ist leider nicht so direkt wie auf einer Autobahn. Das ist es, was man sich insgeheim vom Internet wünscht: ein, zwei Symptome reintippen – absenden – Diagnose nach drei Millisekunden erhalten. Im realen Leben müssen einige Abzweigungen genommen und es muss immer wieder neu entschieden werden. Dabei hilft Ihnen Ihr Arzt. Das abstrakte Wissen, das er sich über ein langes Studium und während der anschließenden Ausbildung zum Facharzt angeeignet hat, fällt im Vergleich zum Internet natürlich spärlich aus. Der Vorteil liegt vielmehr in seinem praktischen Können, in seiner über die Zeit erworbenen Fähigkeit, dieses Wissen mit Erfahrung, Intuition und der individuellen medizinischen Problematik zu kombinieren. Auch wenn er an diesem Tag drei weitere Patienten in der Sprechstunde hat, die alle ein Drücken im Oberbauch angeben, muss er sich jedes Mal eine neue Diagnose erarbeiten. Steht bei Ihnen schnell die Verdachtsdiagnose einer vergleichsweise harmlosen Entzündung der Magenschleimhaut, so scheinen die Oberbauchbeschwerden der nachfolgenden Rentnerin ein ernsteres Problem zu sein, das weiterführende Untersuchungen erfordert. Schnell zur richtigen Diagnose zu gelangen wird dabei nur zusammen mit Ihnen gelingen. Ihre klare und vollständige Darstellung der Probleme ist die Grundlage, auf der er mit seinem Wissen und seiner Erfahrung ansetzen kann.

Robert war mir durch seine unermüdliche Informationsbeschaffung aufgefallen. Eine ideale Aufgabe für das Internet. Im Interview habe ich ihn gefragt, wie nach seiner Einschätzung die Funde aus dem Internet beim Gespräch mit der Ärztin oder dem Arzt weiterhelfen können. Am Anfang wusste er nur, dass Ole wegen seiner noch nicht ganz ausgereiften Lungen auf der

Intensivstation beatmet werden musste. Das war alles. Und er war natürlich aufgeregt, besorgt, verunsichert, alles war neu. Vor dem ersten Gespräch mit dem Arzt hat er sich überhaupt nicht kundig gemacht. Die Gefahr, sich zu verzetteln, sei ihm zu groß gewesen. „Ohne Hintergrundwissen fällt einem die Einordnung der Informationen sehr schwer oder klappt gar nicht." Da sei man hinterher noch mehr durcheinander als vorher. Er sei gut damit gefahren, zunächst das anzuhören, was der Arzt zu sagen hatte, und die Fragen zu stellen, die ihm dabei einfielen. Das empfand er als besonders wichtig: Fragen erst einmal direkt mit dem Arzt zu besprechen und nicht gleich zu versuchen, etwas im Internet auf eigene Faust zu klären.

Diese Herangehensweise fand ich einleuchtend. Wenn es Ihnen gelingt, erst einmal den Arzt anzuhören, engt sich das Spektrum an Fragen für die eigene Suche im Internet wahrscheinlich schon bedeutsam ein. Seine Aussagen werden noch genügend Anhaltspunkte bieten, um weitere Recherche zu betreiben, wenn Sie dies möchten. In einer Situation wie bei Ole, wenn ich bereits weiß, dass ein ernstes gesundheitliches Problem vorliegt, schon vor dem ersten Kontakt im Grunde die Arbeit des Arztes erledigen zu wollen, indem man sich umfänglich zu den Beschwerden informiert, halte ich dagegen für problematisch. Wie ich schon im Kapitel über den ersten Besuch beim Arzt geschrieben habe: Ermöglichen Sie ihm zunächst einmal, sich ein eigenes Bild Ihrer Beschwerden zu machen.

Wenn Sie sich im Vorfeld bereits Deutungen und Erklärungen im Internet angesehen haben, wird das Ihre Wahrnehmung beeinflussen. Sie erzählen dann unter dem Eindruck dieser Texte und Bilder und nicht mehr ungefiltert. Vielleicht liegen Sie damit völlig richtig und die gefundenen Informationen stehen tatsächlich in Beziehung zu Ihren Symptomen. Vielleicht aber auch nicht. Die Chance, dass Sie auf eine falsche Fährte geraten, ist relativ groß. Vor allem schildern Sie Ihre aktuellen Probleme nicht mehr unbeeinflusst und bringen womöglich den Arzt zunächst erst einmal auf einen falschen Weg, denn Sie gewichten die Schilderung Ihrer Beschwerden bereits unter dem

Einfluss der neu gewonnenen Informationen. In der Sprechstunde stellen Sie das Drücken im Oberbauch unbewusst viel dramatischer dar, wenn Ihnen der Artikel über den Magenkrebs passend erschien. Oder Sie spielen Aspekte herunter, denn im Internet war zu lesen, dass ernste Magenprobleme erst im höheren Alter auftreten.

Dass Sie oder Ihre Angehörigen sich im Internet informieren, weiß auch Ihr Arzt. Er selbst nutzt es auch, und nicht nur, um sich weiterzubilden oder Angaben zu Medikamenten abzurufen. Es ist und bleibt eine fantastische Informationsquelle und die sollten auch Sie unbedingt nutzen! Denn es kann dazu beitragen, dass Sie dem Arzt gegenüber selbstbewusster aufzutreten und ganz anders fragen. Die Zeiten, in denen Ärzte als unfehlbare Autorität wahrgenommen wurden, sind glücklicherweise vorbei. Inzwischen hat sich die Überzeugung durchgesetzt, dass es gemeinsam im Team, wenn Patient und Arzt zusammenarbeiten, leichter und besser funktioniert. Möglicherweise denken Sie jetzt: Das habe ich aber ganz anders erlebt! Das bezweifle ich auch nicht. Das Bild wandelt sich langsam und manche brauchen eben ein bisschen länger. Es gibt noch immer Kollegen, die fühlen sich über eine Teamarbeit erhaben, schließlich haben sie über zehn Jahre in Studium und Facharztausbildung investiert. Sie verstehen den Mehrwert, den eine solche Zusammenarbeit mit dem Patienten bringen kann, einfach nicht.

Ich finde es interessant, dass selbst kritische Patienten wie Michael die kommunikativen Fähigkeiten einiger Ärzte gelegentlich als nicht so entscheidend bewerten und ihnen ein in gewisser Weise resolutes Auftreten zugestehen. Angesprochen auf sein Vorgehen bei der Wahl des Operateurs glaubt er, vielleicht nicht die beste Entscheidung getroffen zu haben. Sein erster Ansprechpartner sei „nicht sehr nett und etwas gruselig“ gewesen; täglich jemanden aufzuschneiden erfordere wohl eine spezielle Persönlichkeit. Daher habe er sich für einen anderen Chirurgen entschieden, der zugewandt und freundlich war. Es wäre schön gewesen, wenn ihm jemand vorher gesagt hätte, dass Chirurgen etwas gruselig sein können, dann wäre er bei seiner Entscheidung offener gewesen. Für die Entfernung seines Tumors interessieren ihn die zwischenmenschlichen Fähigkeiten nicht zu sehr. Er möchte einfach die bestmögliche Operation.

Albert, dessen Herzoperation so erfolgreich gelaufen war, sah das allerdings ganz anders als Michael. Natürlich erwarte auch er einen Fachmann mit handwerklichem Geschick. Man müsse ja nicht gleich lebenslange Freundschaft schließen, aber zu distanziert sollten auch Chirurgen nicht sein. Noch bevor es zu dem Streit mit seinem Herzchirurgen kam, als dessen Ergebnis er die Klinik verließ, musste er die morgendlichen Besuche an seinem Krankenbett ertragen. „Zu den Visiten kamen die immer in Masse", als „weiße Wolke", wie er das nennt: „Sie haben nur miteinander und über einen gesprochen. Sie entscheiden, aber sie beziehen einen nicht mit ein. Die reden, aber wie man sich dabei fühlt, wenn die alle vor einem aufgebaut sind, danach geht es nicht." Vermutlich ist das eine Erfahrung, die so oder ähnlich schon einige von Ihnen machen mussten. Ein solches Verhalten widerspricht Ihrem Recht auf Information und Selbstbestimmung. Die Idee von Patient und Arzt als Team mag in Momenten wie diesen als Illusion erscheinen. Ich halte es daher für richtig, den Ärzten gegenüber zum Ausdruck zu bringen, dass hier etwas falsch läuft.

Es geht um Sie, um Ihre Beschwerden, um Ihren Körper, um Ihr Leben. Deshalb haben Sie das unbedingte Recht, in die Entscheidungen mit eingebunden zu werden. Notfallsituationen oder solche, in denen Patienten nicht bei Bewusstsein sind, einmal ausgenommen. Auch wenn der Chirurg nie viel Zeit für die Arbeit auf der Station hat, denn er soll und möchte ja operieren – in die Belange, die Sie betreffen, müssen Sie mit einbezogen werden. Sich angesichts einer unbeirrt ihre Bahn ziehenden „weißen Wolke" Gehör zu verschaffen, kann nicht jeder. Häufig ist der Respekt oder gar die Furcht, etwas Unbedachtes zu sagen, zu groß. Aber meiner Meinung nach können Sie gar nichts Falsches sagen. Niemand erwartet von Ihnen, dass Sie sich wie ein Kollege in die Diskussion einbringen.

Interessant fand ich, dass Albert, obwohl ihn ihr Verhalten sichtlich geärgert hatte, die Ärzte zugleich in gewisser Weise in Schutz nahm. Und er fand dafür einen Vergleich, auf den ich nie gekommen wäre: Er könne dieses unpersönliche Verhalten ein bisschen verstehen, wenn zum Beispiel in einem guten Restaurant der Koch an den Tisch kommt und einem das Menü erklären muss, das fände er ganz schrecklich. Man merkt schnell, dass es für ihn eine ungewohnte Situation ist. Eigentlich fühlt er sich in seiner Küche gut und sicher. Jetzt steht er mit Mütze und Schürze plötzlich vor den feinen Gästen. Die sich abspielenden Gespräche zwischen Küchenspezialist und Laien sind manchmal ziemlich unbehaglich. Vielleicht fühle der Chirurg sich bei der Visite ja ähnlich, denn eigentlich wäre er viel lieber im OP.

Zu Hause vor dem Monitor, bei der Suche nach hilfreichen Informationen zu Ihrer Erkrankung, brauchen Sie derartige Gespräche nicht zu befürchten. Es ist einige Jahre her, als eine Patientin, die ich lange betreute, zu mir ins Sprechzimmer kam und ein Bündel Papier aus ihrer Tasche zog. Frau Geiger war beeindruckend. Von der Energie, die sie an der Seite ihres Mannes in der gemeinsamen Firma auszeichnete, bekam ich schnell eine Ahnung. Sie litt unter einem bösartigen Tumor der Ohrspeicheldrüse, einer Erkrankung, von der Sie bis zum Zeitpunkt der Diagnose nicht einmal geahnt hatte, dass so etwas existiert. Ich musste gar nicht erst fragen, was sie da mitgebracht hatte. Frau Geiger kam immer schnell zur Sache. Heute ging es um chinesische Algen, die ihre Tochter für sie im Internet bestellt hatte. Die Einnahme dieser in Tablettenform gepressten Eiweißbomben – jeweils vier Stück täglich – sollte das Immunsystem stärken. Der Krebs hätte es dann doch deutlich schwerer, sich zu entfalten, meinte sie. „Was halten Sie davon?"

Sie legte mir mehrere DIN-A4 Seiten mit Produktbeschreibung, Wirkungsweise und Erfahrungsberichten auf den Schreibtisch und sah mich erwartungsvoll an. Bis zu diesem Zeitpunkt hatten meine Gedanken um die Verminderung ihrer weißen Blutzellen und die entsprechende Anpassung der laufenden Chemotherapie gekreist. Was ich davon halten würde? Ich hatte keine Ahnung. Von diesen Algen hatte ich noch nie etwas gehört. Das war meine Antwort. Sie meinte, naja, das sei ja nicht so schlimm, deshalb hätte sie mir ein paar Informationen mitgebracht und zog nun auch eine Packung der Tabletten aus der Handtasche. Und sie hatte völlig recht. Das war nicht schlimm. Es gibt so viele zusätzliche Angebote neben der klassischen Medizin. Die konnte ich nicht alle kennen. Ein bisschen erstaunt war sie schon, als ich meinte, dass ich dazu im Moment leider gar nichts sagen könne. Ich würde mir die Unterlagen anschauen und ihr dann beim nächsten Mal meine Einschätzung geben. Ich glaube, ihre Reaktion kam nicht daher, dass ich die chinesischen Algen nicht kannte, sondern dass ich mich nicht sofort eingehender damit beschäftigte. Aber das konnte ich schlicht und einfach nicht leisten. Das hat Sie dann verstanden und sich bis zum nächsten Besuch geduldet.

Inzwischen ist es Alltag, dass Patienten, insbesondere wenn sie seit Längerem in Behandlung sind, zusätzliche beziehungsweise alternative Methoden erwähnen und die Meinung des Arztes dazu einholen. Sie sind anspruchsvoller geworden, wollen diskutieren und hinterfragen. Dank des Internets ist das möglich. Patienten wissen mehr über ihre Erkrankung und treten dem Arzt selbstbewusster gegenüber. Das kann für diesen auch eine Entlastung sein. Häufig gibt es gerade bei chronischen Erkrankungen mehrere aussichtsreiche Therapieansätze, wobei jeder einzelne durchaus begründet und berechtigt sein kann. Kennt der Arzt Ihre Wünsche beziehungsweise Ängste, werden Sie gemeinsam diejenige Therapie finden, bei der Sie überzeugt mitmachen. Ihr Dabeibleiben, die sogenannte Compliance, ist auch für den Arzt wichtig, denn sonst wird er Sie nicht erfolgreich behandeln können.

Bei einem Prostatakarzinom zum Beispiel, wie es mein Bruder hatte, empfehlen die ärztlichen Leitlinien, in einem frühen Stadium den Tumor entweder operativ zu entfernen oder durch eine Strahlentherapie zu behandeln. Ohne es im Detail auszuführen, wird erkennbar, dass hier zwei unterschiedliche Therapieverfahren zur Anwendung kommen können: unsichtbare Strahlen oder das Messer des Chirurgen. Beides hat Vor- und Nachteile und Sie sollten sich für das entscheiden, was Ihnen mehr zusagt. Es ist ein wenig vergleichbar mit der Teilnahme an einer Therapiestudie. Sie müssen von dem, was sie da mitmachen, überzeugt sein. Sonst wird es nichts.

Wenn unterschiedliche Möglichkeiten der Behandlung zur Verfügung stehen, sollte Ihr Arzt diese auch erwähnen und als solche darstellen. Vermutlich favorisiert er eine Art. Falls er hierfür aber keine Gründe angibt, wäre es aus meiner Sicht gut, diese zu erfragen. Würde er, um beim Beispiel Prostatakarzinom zu bleiben, nur von der Möglichkeit einer Operation sprechen und die von Ihnen im Internet aufgespürte Bestrahlung gar nicht erwähnen, sollten Sie unbedingt nachfragen. Vielleicht stellt eine Strahlentherapie in Ihrem Krankheitsstadium keine Möglichkeit dar oder das Krankenhaus verfügt nicht über eine Abteilung für Strahlentherapie, die eine solche Behandlung durchführen könnte. Das ist dann schnell geklärt und Sie wissen Bescheid. Rät er Ihnen aus Überzeugung zur Operation, ist das natürlich legitim, aber die Alternative sollte erwähnt werden. Dann können Sie selbst entscheiden, ob er Sie überzeugen konnte oder Sie vielleicht doch eine zweite Meinung hören wollen.

Wie bespricht man nun die im Internet gefundenen Informationen mit seinem Arzt? Davon auszugehen, dass ich als Ihr Arzt alle irgendwie in Zusammenhang mit der Erkrankung stehenden Angebote und Informationen aus der realen und digitalen Welt kenne, ist unrealistisch. Wenn Sie Ihr neu erworbenes Wissen, sei es nun aus dem Internet oder von Freunden und Bekannten, als Frage präsentieren, geben Sie mir die bestmögliche Chance, darauf zu reagieren. Sie dürfen erwarten, dass ich, sollte ich den Sachverhalt nicht kennen, mich zumindest damit beschäftigen werde. Ähnlich wie bei meiner Begegnung mit Frau Geiger kann das oft nicht sofort geschehen. Indem Sie voraussetzen, dass ich nicht über alle möglichen Algen im Bilde sein kann, fühle ich mich verständnis- und respektvoll behandelt.

Als Patient haben Sie alles Recht, von mir unvoreingenommen und respektvoll behandelt zu werden. Und umgekehrt sollte das auch so sein.

Ich war froh herauszufinden, dass meine Interviewpartner das ähnlich sehen. Mehrheitlich haben sie die Situation so verstanden, dass der Arzt schließlich die Ausbildung gemacht habe und es daher an ihm sei, das Dargebotene, ob Anekdoten zu ähnlichen Fällen aus dem Familienkreis oder Ergebnisse der Internetrecherche, erst einmal zu interpretieren. Das ist kein schlechter Einstieg für eine Diskussion. Allerdings haben viele auch berichtet, dass Ärzte es nicht mögen, wenn man ihnen mit Ausdrucken aus dem Internet kommt. Und das trifft wahrscheinlich zu, aber als Arzt kann ich diese Realität nicht ignorieren, auch wenn sie manchmal unbequem ist.

Bringen Sie nun eine für Ihre Ärztin unbekannte Idee mit in die Sprechstunde, stellt sich die Frage, welche Reaktion Sie von ihr erwarten. Was wäre für Sie eine angemessene Antwort? Was würde Sie beruhigen? Was eher verunsichern? Bleiben wir bei den chinesischen Algen: Eine spontane und umfassende Analyse und Interpretation des exotischen Hilfsangebotes wäre wahrscheinlich am besten. In der Regel wird Ihre Ärztin Algen aber nur als Ärgernis beim Baden in der Ostsee oder als Vorspeise in einem japanischen Restaurant kennen. Mit deren potenzieller Wirksamkeit bei Krebserkrankungen muss sie sich erst beschäftigen. Nehmen wir einmal an, die Einschätzung Ihrer Ärztin deckt sich – so war es bei mir und Frau Geiger – nicht mit Ihrer Hoffnung auf einen zusätzlichen Nutzen. Gelingt es ihr, Sie zu überzeugen?

Einleuchtend fand ich in diesem Zusammenhang, was ich in mehreren Interviews gehört habe: „Wenn der Arzt eine Einschätzung von mir als Patient entkräften will, müssen seine Erklärungen Sinn ergeben. Es muss nachvollziehbar sein, was er sagt." Pauschale, unbegründete Ablehnungen haben wenig Überzeugungskraft. Erklärungen auf dem Gebiet der Schulmedizin sind für Ihre Ärztin Routine und werden ihr flüssig über die Lippen kommen. Fragen, die Bereiche außerhalb dieses Feldes berühren, sind meist nicht so einfach zu beantworten. Geben Sie ihr also etwas Zeit. Aber fordern Sie eine Antwort auch ein, falls sie nicht darauf zurückkommen sollte.

Frau Geiger habe ich beim übernächsten Besuch – ich hatte es zunächst vergessen und Sie musste mich nochmals erinnern – erklärt, dass ich keinen zusätzlichen Nutzen in der Einnahme dieser Algen sehen könne und dass ich das Ganze für ein Modell geschäftstüchtiger Onlinehändler hielt. Es fanden sich keine Nachweise, die einen Zusammenhang zwischen verbessertem Krankheitsverlauf und der Einnahme der Algentabletten belegen. Die zugegebenermaßen hohen Konzentrationen an Eiweiß und Mineralien allein überzeugten mich nicht. Allerdings war für mich auch nicht zu erkennen, dass es die laufende Therapie negativ beeinträchtigen würde.

Frau Geiger war ein bisschen enttäuscht, hat aber gleich verkündet, dass sie die Algenpillen trotzdem nehmen werde. So war sie nun mal und ich konnte damit gut leben. Sie hatte mir die Chance gegeben, mich erst einmal zu informieren. Außerdem war ich froh, dass sie überhaupt gefragt und anschließend klargestellt hat, dass sie das Präparat trotzdem ergänzend einnehmen werde. Für mich ist es wichtig, so etwas zu wissen, weil es auf dem riesigen Markt alternativer Substanzen auch solche gibt, die eine Therapie beeinflussen. Damit ich im Verlaufe der Behandlung keine falschen Schlüsse ziehe, ist es wichtig, im Bilde zu sein. Wenn Sie eigenmächtig an Ihrer Medikation herumdoktern oder Wirkstoffe zu sich nehmen, von denen ich nichts weiß, stehe ich als Arzt auf verlorenem Posten. Vanessas Schöllkraut-Trinkkur und Michaels eigenmächtige Reduktion der Studienmedikamente sind da nur zwei Beispiele von vielen.

Nun bin ich kein Experte für alternative Heilmethoden. Andere Kollegen und Heilpraktiker, die sich damit eingehend und aus Überzeugung beschäftigen, kennen sich besser aus. Frau Geiger wollte trotzdem meine Meinung wissen, wohl auch, weil wir uns schon so lange kannten. Die Algentheorie fand ich irgendwie interessant und Frau Geiger schien überzeugt von deren Wirkung zu sein. Daher habe ich mir die mitgebrachten Unterlagen gründlich angesehen. Ihre Reaktion hat mir dann gezeigt, dass sich nach meiner Rückmeldung ihr Gesprächsbedarf hierzu erledigt hatte. Sie hatte selbst eine starke Meinung und brauchte nicht noch eine dritte zu hören.

Alternative Behandlungsmöglichkeiten sind nur ein Thema im Grenzgebiet der ärztlichen Tätigkeit. Sind Sie schwer erkrankt, rücken auch Fragen zur Sozialversicherung, pflegerische Aspekte, palliative Versorgung, psychologische Betreuung und anderes mehr in den Fokus. An das eigene Berufsfeld angrenzende Gebiete werden von uns Ärzten oft stiefmütterlich behandelt. Trotz knapper Zeit in der Praxis darf aber bei Ihnen als Patient nicht das Gefühl entstehen, alleingelassen zu werden. Wenn Ihr Arzt selbst keine Antworten auf weiterführende, über die medizinische Behandlung hinausgehende Fragen hat, bitten Sie ihn um Informationen, wo Ihnen weitergeholfen werden kann. Seien Sie aber nicht enttäuscht, wenn er Ihnen keine konkreten Ansprechpartner empfiehlt. Das darf er aufgrund der Berufsordnung für Ärzte nämlich nicht. Hier kommt dann wieder das Internet als geeignete Informationsquelle ins Spiel, wo Sie sich eingehender zu den genannten Möglichkeiten zum Beispiel einer Pflegeunterstützung oder einer psychologischen Beratung informieren können. Es gibt Angebote verschiedenster Selbsthilfegruppen, spezielle Register, um den geeigneten Arzt zu finden, Übersichten zu laufenden Therapiestudien und vieles mehr. Im Anhang des Buches habe ich eine Auswahl zusammengestellt, die hoffentlich viele Fragen abdeckt, auch wenn sie nicht einmal im Ansatz vollständig sein kann.

Fühlen Sie sich bei Ihrer Ärztin in guten Händen? Dann sagen Sie es weiter. Die meisten Erfahrungen werden wohl auch weiterhin mündlich ausgetauscht. Doch die Bedeutung der Bewertungen im Internet nimmt zu. Für jüngere Leute ist es inzwischen die Regel, sich über alle Bereiche des Lebens online zu informieren und auszutauschen. Noch erscheint das Internet für den Arztbesuch nicht so essenziell wie für die Banküberweisung. Aber ob Filme, Restaurants oder Ferienwohnungen, zu allem und jedem kann ich online meine Meinung mitteilen. Da fehlen auch die Bewertungsportale für die Ärzte nicht. Wenn ich eine Kaffeemaschine kaufe oder eine Ferienwohnung buche, schaue ich mir natürlich die Bewertungen anderer Nutzer an. Aus meiner Sicht ergeben sich nun zwei Überlegungen: Was fange ich mit den Kommentaren an, die ich lese? Und wann und mit welcher Motivation schreibe ich selbst etwas im Internet?

Ich muss zum Beispiel schon seit Jahren eine Brille tragen. Nun ist meine Augenärztin in den verdienten Ruhestand gegangen, um eine regelmäßige Kontrolle komme ich deshalb nicht herum. Also habe ich online ihren Nachfolger in derselben Praxis gesucht und die Bewertungen gelesen. Ja, ich mache das auch. Sehen Sie sich ebenfalls zunächst die schlechtesten Kommentare an? Man will ja erst einmal grob sieben. Wenn beim Obsthändler zu viele verdorbene Äpfel in einer Kiste liegen, suche ich darin nicht die wenigen guten heraus, sondern schaue lieber in die nächste. Hier nun berichtete offenbar eine Patientin dieses Nachfolgers, dass die Praxis super organisiert sei, der Arzt bei ihr aber die falsche Diagnose gestellt habe. Einer von fünf Sternen. Eine andere Ärztin habe Ihr Problem dann richtig erkannt. Was sollte ich nun damit anfangen? Eigentlich war ich mit der Praxis immer zufrieden. Die Patientin hatte den Sachverhalt schnörkellos geschildert, und ich konnte die Bewertung nachvollziehen. Ich habe dann trotzdem bei dem Nachfolger einen Termin gemacht, bin aber mit einer größeren Aufmerksamkeit als sonst hingegangen. Ich habe mehr gefragt und mir alles gut erklären lassen. Am Ende war ich zufrieden.

In einer Hinsicht ähneln die Bewertungsportale für Ärzte den anderen Foren: Fast immer bleiben die Autoren in der Deckung, schreiben anonym. Das ist einfacher, und wer will schon zu einer Erkrankung gleich noch seine Adresse dazugeben? Viele Kommentare bleiben sicher auch unter einem Pseudonym objektiv und ehrlich. Zumindest sollte das der Anspruch sein. Und bei angenehmen Erfahrungen wird dies nicht weiter schwerfallen. Vielleicht übertreibt man dann ein bisschen, insbesondere wenn alles ein gutes Ende gefunden hat. Wenn man unzufrieden war, sich womöglich sehr berechtigt geärgert hat, ist es nicht mehr ganz so einfach, die Worte für das Onlineportal fair abzuwägen. Der Impuls, seinem Ärger Luft zu machen, ist schwer zu bändigen. Nicht verwunderlich ist daher, dass solche Berichte und

Kommentare viel häufiger anzutreffen sind als solche, die Zufriedenheit ausstrahlen. Diesen Umstand muss ich in meine Überlegung einbeziehen, wenn ich die Kommentare für mich zu verwerten suche. Schade eigentlich, denn ich finde, beide Sichtweisen gehören zur Bewertung.

Vielleicht gehören Sie ja zu jenen Menschen, die sich gern mitteilen. Dann wird es Ihnen leichtfallen, die Eindrücke zu Ihrem Arzt in einen Blog oder ein Portal zu schreiben. Die Wirkung, die ein solcher Eintrag haben kann, ist nicht zu unterschätzen. Denken Sie nur an die YouTube-Stars, die so viele Leute erreichen, dass sie davon ihren Lebensunterhalt finanzieren können.

Ein Beitrag sollte, wie gesagt, ehrlich und fair verfasst werden. Wenn Sie an einen Arzt geraten sind, der Sie nicht für voll genommen oder nicht die richtige Diagnose gestellt hat, sollten Sie das auch so schreiben. Es stellt ja eine gute Information für andere Patienten da. Wichtig finde ich dabei, sich auf das zu beschränken, was wirklich vorgefallen ist. Ganz ohne Emotionen wird es nicht gehen, das ist schon klar. Für mich wirkt es aber glaubwürdiger, wenn ein Beitrag damit nicht überfrachtet ist. Ansonsten ist es wie bei Amazon & Co.: Positive Erfahrungen sind für andere Patienten und auch die Ärzte genauso wichtig wie negative.

11

»So könnte es gut gehen«
Das Fazit der Protagonisten

Die Rohfassung meines Buches war endlich beim Lektor. Ich fand, das sei ein Grund zum Feiern. Außerdem hatte ich noch ein paar Fragen an meine wichtigsten Interviewpartner. Silke lud mich ein in ihren schönen Garten. Ich habe Kuchen, mein Notebook und eine Flasche Sekt mitgebracht. Ab 16 Uhr konnten wir Michael dazuschalten. Der hatte in den USA dann gerade gefrühstückt. Silke freute sich darauf, ihn kennenzulernen, auch wenn es nur virtuell war. Bis dahin waren wir erst einmal zu zweit, und sie wollte wissen, was mein stärkster Eindruck beim Schreiben gewesen sei. Ich habe geantwortet, dass Krankheit und Sterben meiner Brüder mich immer noch sehr berühren. Überrascht hat mich, wie plastisch viele Erinnerungen aus Begegnungen in der Ambulanz waren.

Dass ihre Freundin Anfang des Jahres gestorben war, wusste ich schon. Wir hatten aber bislang keine Gelegenheit gehabt, in Ruhe darüber zu sprechen. Silke meinte, es gehe ihr gut. Irgendwie sei ihr auch eine Last von den Schultern genommen, aber vor allem sei sie dankbar für die Zeit, die sie mit Katharina noch gehabt habe: „Weil ich mich stückchenweise verabschieden konnte, war es am Ende nicht ganz so schmerzhaft. Wir konnten über alles sprechen, das war schön. Ich glaube, zwischen Katharina und mir war am Schluss alles Wichtige gesagt. Und das ist für mich unglaublich tröstlich. Die Zeit, die wir miteinander verbringen konnten und die ich gehabt habe, um mich darauf einzustellen, hilft mir im Nachhinein. Ich habe es mir damals, in der intensiven Zeit der Begleitung, viel schlimmer vorgestellt."

Es war Silke gelungen, Katharina vier Wochen vor deren Tod in einem Hospiz unterzubringen. „An Katharinas Todestag hat die Palliativärztin ihr geraten, sich jetzt bald von ihrer Tochter zu verabschieden. Sie hat zwar keinen klaren Zeithorizont gegeben, aber ich habe das trotzdem sofort organisiert. Katharina hat sich von Lena verabschiedet und ist drei Stunden später gestorben. Ich war bis zum letzten Atemzug dabei. Es war, als ob sie nach dem Abschied loslassen konnte. Lena ist jetzt sieben und lebt zusammen mit einer Schulfreundin bei deren Eltern, die sie als Pflegefamilie aufgenommen haben. Ich kümmere mich weiter als Vormund um sie."

Die Zeit war schnell vergangen. Es war schon fast vier, und ich startete den Laptop. Michael lebte jetzt seit mehr als einem Jahrzehnt mit seiner Krebserkrankung. Vor knapp zwei Jahren hatte er mit einer neuen Therapie begonnen, die gezielt gegen die Entstehung eines fehlerhaften Eiweißes gerichtet ist, das seinen Tumor füttert. Seitdem nahm er täglich Tabletten ein und kam damit ganz gut zurecht. Manchmal gab es Tage, an denen er sich müde und abgeschlagen fühlte. Aber seither war der Tumor stabil und wuchs nicht weiter. Seine Arbeit konnte er wieder aufnehmen. Als sein Gesicht gut gelaunt neben unseren auf dem Bildschirm erschien, stellte ich Silke und Michael einander vor. Nach der kurzen Begrüßung kam ich gleich auf unser gemeinsames Thema zu sprechen und wollte von Michael wissen: „Wie war das, ganz am Anfang, als dein damaliger Arzt dir die Diagnose erklärt hat?"

„Ich wollte erst mal raus nach dem Gespräch und hab der Sprechstundenhilfe gesagt, dass ich den neuen Termin später telefonisch mache. Ich hab

Anne sanft Richtung Ausgang geschoben. Draußen ließ sich besser reden, ohne komische Blicke und eigentümliche Gerüche und ohne dass jemand mithört. ‚Und was willst du jetzt machen?', hat sie gefragt."

Sie waren länger bei Dr. Hill gewesen als gedacht. Letztlich wurde es noch ein sachliches Gespräch, nachdem Michael anfangs sehr aufgebracht und schnell geredet hatte. Tagelang hatte er zu Hause wie auf glühenden Kohlen auf eine Nachricht gewartet. Er war wütend, dass er die Diagnose erst durch eigenes Nachfragen am Telefon erfahren hatte. Und in Dr. Hills Sprechzimmer musste er seinen Unmut erst einmal loswerden. Der hörte sich seine Beschwerden zwar kommentarlos, aber ohne sichtliches Verständnis oder ein Wort des Bedauerns an. Dann kam auch schon der medizinische Fahrplan: Der Tumor müsse zunächst operiert und im Anschluss zusätzlich bestrahlt werden. Ob danach noch weitere Therapien notwendig seien, könne man erst entscheiden, wenn das Ergebnis der Operation vorliege.

„Nüchterne Fakten, kaum Zwischentöne. So richtig gut hat sich das irgendwie nicht angefühlt. Aber ich war erst mal erleichtert, so komisch das klingt. Jetzt wusste ich, woran ich war. Die fehlende Zuwendung habe ich in dem Moment nur halb wahrgenommen. Dass ich die Diagnose zuerst übers Telefon erfahren hatte, war schon fast vergessen. Mein Rettungsring war der Therapieplan. An dem konnte ich mich festhalten. Endlich war klar, was als Nächstes anstand. Ich trieb nicht mehr orientierungslos umher. Auf Annes Frage habe ich geantwortet: ‚Na ich such mir einen Chirurgen und lass das Ding rausschneiden. Nach Chemotherapie hat es sich ja zum Glück nicht angehört.' Meine Gedanken haben sich nur noch um die folgenden Behandlungen gedreht und um die tausend Dinge, die dafür noch zu erledigen waren. Das war Neuland ohne Wegweiser. Plötzlich musste ich mich um Termine bei Chirurgen kümmern, unverständliche Formulare der Krankenkasse ausfüllen, eine Übergangslösung für meine Arbeit finden. Ich musste für die Zeit nach der Operation planen. Es konnte ja gut sein, dass ich nicht gleich wieder auf den Beinen sein würde."

Ich wollte es genauer wissen: „Du hast ja später den Arzt gewechselt und dich auch ziemlich über Dr. Hill beschwert. Aber in der Situation hast du keine Alarmsignale wahrgenommen?"

„Ich hatte damals das Gefühl, dass gerade nicht die Zeit dafür war, darüber nachzudenken, ob mein Arzt besonders nett oder eigentlich ziemlich unfreundlich war. Heute, mehr als zehn Jahre später und um einige Erfahrungen reicher, sehe ich das kritischer. Ich hätte mehr und früher darauf achten sollen, wie es mir mit dem Arzt wirklich geht. Stattdessen war ich nur auf die Befunde und die nächsten Schritte konzentriert. Inzwischen erlaube ich einem Arzt nicht mehr, sämtliche Entscheidungen zu treffen, denn auch Ärzte machen Fehler. Bis heute ist mir nicht klar, ob Dr. Hill den Tumor nicht viel früher hätte entdecken können. Andererseits habe ich ja auch selbst erst mal nichts unternommen, obwohl ich nach der Physiotherapie nicht wieder völlig fit war." Michael machte eine kurze Pause. Silke hörte nachdenklich zu. „Ich glaube, es ist sehr wichtig und gleichzeitig nicht einfach, mit der eigenen Verunsicherung und dem Gefühl, dem Arzt nicht auf die Nerven gehen zu wollen, richtig umzugehen. Für mich steht heute fest: Was mein Körper mir sagt, wie er sich anfühlt, ist entscheidend. Davon lasse ich mich leiten. Ich ignoriere seine Signale nicht mehr. Wenn sich etwas anders anfühlt als sonst, schaue ich genauer hin. Als es mir trotz Physiotherapie immer noch schlecht ging, obwohl alle Befunde beim Arzt unauffällig waren, hätte ich auf mein Körpergefühl vertrauen und Dr. Hill bitten sollen, weiter nach einer Ursache zu suchen. Mir ist inzwischen klar, dass ein Arzt, der mir als Patient nicht glaubt, weil seine Ergebnisse auf Bildern und im Labor keine Krankheit erkennen lassen, nicht der richtige für mich ist."

„Der Arzt ist also doch kein Kfz-Mechaniker?", habe ich nachgefragt.

„Leider ja. Läuft das Auto nach der Reparatur immer noch nicht rund, bringe ich es eben wieder hin oder verlange mein Geld zurück. Mit meinem Körper geht das nicht so einfach. Aber auch er sendet mir Signale, die ich nun ernst nehme. Dranbleiben ist wichtig, nachfragen und nicht einfach darauf vertrauen, dass der Arzt schon alles regeln wird."

„Der Doktor ist eben kein TV-Held", meinte Silke. „Im Fernsehen und in Büchern wird uns ständig von Ärzten erzählt, die einfach alles versuchen, um eine Diagnose zu finden. Wie ein Detektiv oder Kommissar, der um jeden Preis ein Verbrechen aufklären will. Mit diesen Bildern und Geschichten wachsen wir heran. Aber in der Realität sind die Ärzte manchmal nicht so ehrgeizig, sondern vielleicht müde am Ende einer Schicht im Krankenhaus oder nach einem langen Tag in der Praxis."

„Bei mir hat es mehrere Jahre gedauert", ergänzte Michael, „bis klar war, was mit mir nicht stimmt. Es wird in den Medien so dargestellt, dass das ganze Team unermüdlich und scheinbar ausschließlich für dich kämpft und dein Arzt einfach alles regelt. Natürlich ist es nicht so. Man muss selbst mitmachen und den Arzt fordern, damit er seine gesamten Fähigkeiten auch benutzt. Der steckt in seiner Routine, und auch bei ihm ist nicht jeder Tag gleich gut."

Silke fuhr fort: „Ich finde wichtig, wie es sich mit der Ärztin oder dem Arzt insgesamt anfühlt. Was es bei mir für Gefühle und Reaktionen auslöst. Und dafür muss ich überhaupt erst mal in der Lage sein, mich selbst zu erkunden und zu befragen. Wenn ich nicht weiß, was ich möchte und was gut für mich ist, dann kann ich auch nicht beurteilen, ob ich in diesem Sprechzimmer richtig aufgehoben bin. Ich glaube, es ist wichtig, so ein Arztgespräch genau anzugucken unter dem Aspekt: Stimmt das für mich? Dabei auf den eigenen Körper zu hören ist ein guter Weg. Gibt es Warnzeichen? Fühle ich mich aufgehoben oder abgelehnt? Das klingt einfach, aber dafür muss ich mir meiner Gefühle überhaupt erst einmal bewusst werden. Ich muss mich mit mir selbst beschäftigen wollen."

„Dieses Körperbewusstsein habe ich mir über die letzten Jahre ziemlich mühsam erarbeitet", pflichtete Michael ihr bei. „Ich bin damit nicht an den Start gegangen. Die Krankheit hat mich dazu gezwungen. Gleichzeitig hat sie es mir aber auch schwer gemacht. Denn in der Panik nach so einer Diagnose kannst du kaum unterscheiden, woher der Aufruhr in dir kommt: von deiner Angst, von den Pillen, die du plötzlich nehmen musst, oder doch von der Art, wie du behandelt wirst? Auf der anderen Seite hast du gar keine Wahl. Du musst rauskriegen, was mit dir los ist und wie es am besten für dich weitergehen kann. Wäre ich nicht krank geworden, würde ich wahrscheinlich noch immer davon ausgehen, dass mein Körper selbstverständlich funktioniert. Tag für Tag. Dabei macht es ja eigentlich auch Sinn, sich selbst kennenzulernen, ohne dass eine Krankheit einen dazu zwingt."

„Ja, genau", stimmte Silke zu, „und wenn ich nicht weiß, was mir guttut oder was für mich schädlich ist, weil ich mich selbst zu wenig kenne, ist es für den Arzt auch nicht einfach, meinen Bedürfnissen gerecht zu werden. Ich kenne die ja dann selbst gar nicht richtig. Dann kann ich auch schlechter für meine eigene Zufriedenheit sorgen."

„Aber du warst doch gar nicht die Patientin", mischte ich mich ein.

„Das ist richtig. Aber das gilt doch auch für Angehörige. Ich bin doch auch in einer Ausnahmesituation. Und ich habe Katharina häufig gefragt, wie sich eine bestimmte Situation für sie anfühlt. ‚Warum war das Gespräch heute besser als letztes Mal? Was war anders, du oder die Ärztin?' Ich finde diese Selbstreflexionen wirklich wichtig, damit man einen Anknüpfungspunkt hat. Nachdem wir gewechselt hatten und die neue Onkologin es schaffte, Katharina nicht nur wissenschaftlich-medizinisch, sondern auch auf der Gefühlsebene anzusprechen, wurde es richtig gut. Wir haben überlegt, warum es entspannter und friedlicher war, obwohl es jetzt mehr Tränen gab. Warum wirkte diese Ärztin anders? Ich glaube, das hat Katharina geholfen, sich zu öffnen und letztlich weniger Angst zu haben. Sie meinte dann zur neuen Ärztin: ‚So wie wir letztes Mal miteinander geredet haben, das hat mir richtig gutgetan.' So geht es also auch. Die Reaktion der Ärztin, ein angedeutetes Lächeln, zeigte, dass sie sich über diese Bemerkung gefreut hat."

Die Balance hinzukriegen, die Patienten nicht nur professionell, sondern auch auf der Gefühlsebene anzusprechen, darum ging es offensichtlich. Dann kam auch gutes Feedback zurück.

„Das heißt wohl, dass auch die Ärzte sich selbst erst einmal besser verstehen müssen, bevor sie sich daran wagen, andere Menschen in einer Phase von Schicksalsschlägen zu begleiten", sagte ich.

„Absolut", meinte Silke, „zumindest müssen sie lernbereit sein – und bleiben."

Ich hakte nach: „Was heißt denn für euch Lernen? Wie merkt ihr denn, dass jemand dazu bereit ist?"

„Naja", warf Michael ein, „auf jeden Fall daran, wie mit Fehlern umgegangen wird. Dass sie zugegeben werden, dass sie nicht eins zu eins wiederholt werden."

Silke stimmte zu: „Und dass Sachen, die gut laufen, aufgegriffen und verstärkt werden. Also: Was hakt, wird reduziert; was sich bewährt, wird weiter optimiert."

Michael lachte. „Jetzt klingst du fast wie ein Business Coach."

Silke musste kurz schlucken, und ich versuchte eine Art Zusammenfassung: „Ihr redet also über einen Prozess. Denn ob das, was ihr verlangt, auch eingelöst wird, könnt ihr ja erst bei weiteren Treffen rauskriegen. Es geht also um eine Beziehung, auf die sich alle Beteiligten einlassen müssen. Arzt, Patient und Angehörige."

„Bevor es jetzt zu blumig wird: Ich brauche von meinem Arzt auch Distanz", betonte Michael. „Der ist ja nicht Anne, bei der ich mich ausheulen kann. Der Arzt soll einen kühlen Kopf behalten, die harten Fakten im Blick haben, Bescheid wissen. Zu dem komme ich ja nicht zum Händchenhalten."

Silke war offenbar ein bisschen in Kampfstimmung: „Aber wenn er sein Wissen nicht rüberbringen kann, weil er sich hinter seiner Profirolle verschanzt oder zu wenig Gespür dafür hat, wer ihm da gegenübersitzt, nutzt die ganze Expertise nichts. Dann kommt nämlich bei denen, um die es geht, nichts an."

Das war ein Widerspruch, der sich nicht ohne weiteres auflösen ließ.

„Ich glaube, es ist eine Gratwanderung", sagte ich. „Und bei der geht es nicht nur um Empathie, sondern auch um Distanz. Du hast das ja zwischen den Zeilen selbst ausgedrückt, Silke, indem du gesagt hast, dass das Lächeln der netten Onkologin ‚angedeutet' war. Es geht um Aufmerksamkeit und Zuwendung – aber von einer letztlich fremden Person, in diesem Fall von der Ärztin.

„Ja", meinte Michael, „ich erwarte als Patient ganz klar, dass der Arzt die Grenzen seiner Rolle nicht überschreitet. Das kann ganz schnell unangenehm werden."

Dem konnte ich zustimmen: „Meine Patientinnen und Patienten kommen zu mir mit sehr persönlichen Dingen. Aber es geht um eine Diagnose, eine Therapie. Das bestimmt letztlich mein Interesse. Ich erfahre oft ganz viel, aber nicht, weil ich neugierig bin, sondern weil dieses Wissen für den Heilungserfolg wichtig ist. Da sind die absolute Verschwiegenheit und der professionelle Blick auch ein Schutz der Privatsphäre meiner Patienten."

„Ist so eine gewisse Distanz auch ein Schutz für dich selbst?", wollte Silke wissen. „Wenn du in der Ambulanz im Viertelstundentakt neue Lebensgeschichten präsentiert bekommst?"

Ich musste einen Moment überlegen. „Es ist ja nicht jeder Termin ein Schicksalsschlag. Es gibt Routine. Und es gibt auch viele positive Entwicklungen. Und wenn ich nur aus Distanz bestünde und mich nicht über Erfolge mitfreuen könnte, wäre ich ja wie ein Roboter. So sehe ich meine Arbeit nicht. Natürlich heißt das auch, dass mir immer wieder Dinge nahegehen. Dann brauche ich auch eine Pause, bevor ich für den nächsten Termin bereit bin. Und ja, vielleicht ist das eine Art Schutz, dass ich mich von dem einen Schicksal nicht so sehr aus der Bahn werfen lassen darf, dass ich für den nächsten Patienten nicht mehr offen bin."

„Mir ist das sowieso ein Rätsel, wie ihr Ärzte das hinkriegt. Bei dem ganzen Zeitdruck. Und die Arbeitsbedingungen sind auch manchmal 'ne

Zumutung." Silke hatte gemeinsam mit Katharina eine ganze Reihe von Arztpraxen und Krankenhäusern kennengelernt.

Die Beschwerden über zu wenig Gesprächszeit kannte ich natürlich. Ich erzählte den beiden, dass die Angehörigen-Sprechstunde während meiner Ausbildung heute wie ein Luxus aus vergangenen Tagen wirkt. In der Ambulanz der Uniklinik hatten wir mit einer Viertelstunde noch einen Rahmen, in dem sich Sorgen besprechen und Probleme meist lösen ließen. An ein vergleichbares Zeitkontingent ist bei einem niedergelassenen Arzt nicht zu denken. Dort sind die Termine dicht getaktet, mancherorts wechselt der Arzt zwischen mehreren Besprechungszimmern und sieht seine Patienten auch nicht bei jedem Therapiebesuch, so wie wir es in der Ambulanz gehandhabt haben.

Michael meinte: „Und genau dieser ganze Ablauf verleitet dich als Patienten dazu, eher den Mund zu halten. Du willst ja keine wertvolle Zeit vergeuden."

„Das darf natürlich nicht passieren. Auf der anderen Seite ist es interessant, dass der Druck auch erfinderisch macht. Man muss gut organisieren. Und man muss auf den Punkt kommen. Eigentlich ist es erstaunlich, wie schnell man lernt, die Zeit zu nutzen, um sich ein Bild zu machen. Aber Zeitdruck hin oder her, ich muss die Verständigung mit den Patienten sicherstellen. Dabei hilft eine patientengerechte Sprache sehr. Sie vermeidet Verwirrung und reduziert Nachfragen. Wenn die Kommunikation stimmt, bekommt man nach meiner Erfahrung die wesentlichen Informationen auch recht schnell vermittelt."

„Und was ist mit Gefühlsausbrüchen, Blackouts oder Beziehungskrisen?", fragte Silke.

„Ich glaube, das ist auch eine Frage des Problembewusstseins", versuchte ich zu antworten, „wenn die Ärztin oder der Arzt nicht auf der Reihe haben, dass das in bestimmten Situationen, zum Beispiel bei schwerwiegenden Diagnosen, dazugehört, dann besteht auch die Gefahr, dass es untergeht oder verdrängt wird. Wer begriffen hat, dass dies Teil der Beziehung zum Patienten und der Kommunikation mit ihm ist, der findet hier auch Wege. Jemanden ausreden lassen, Pausen für hervorbrechende Gefühle oder das Vertagen der Besprechung auf einen nächsten Termin – alles das kann man in der Regel auch im Rahmen des gängigen Zeitmanagements unterbringen."

„Dieser Effizienzdruck, der im ganzen Medizinsystem steckt, wirkt auf mich als Patient eigentlich ähnlich", meinte Michael. „Du passt dich an; du willst ja, dass es gut läuft. Aber es gibt schon Grenzfälle. Wenn bei mir in den Staaten zum Beispiel die Praxis anruft und einen Termin verschiebt, weil sie überbucht sind. Da könnte ich die Wände hochgehen. Doch was soll ich machen: Wenn die wie eine Fluggesellschaft organisiert sind, muss ich damit clever umgehen. Ich will ja ans Ziel. Und bei allem, was man bemängeln kann: Wir kriegen am Ende eine ziemlich gute medizinische Versorgung."

Als wir von der „Überbuchung" hörten, waren Silke und ich erst mal sprachlos. Das ging nun doch zu weit. An eine Terminabsage mit einer solchen Begründung konnte ich mich nicht erinnern. Auch wenn die aktuellen Bedingungen, ob nun im Krankenhaus oder in der Praxis, einen zwingen, wirtschaftlich zu arbeiten, es konnte doch nicht die Lösung sein, die Patienten zu Kunden zu degradieren, die das Nachsehen hatten, wenn die gewünschte Ware – in diesem Fall die Zeit mit dem Arzt – vergriffen war.

„Für mich ist ein mündiger Patient eine große Hilfe", sagte ich. „Je besser mein Gegenüber sich selbst einschätzen und seine Bedürfnisse formulieren kann, desto einfacher und befriedigender ist es für mich als Arzt. Wenn ich weiß, worauf es dem Patienten tatsächlich ankommt, und darauf eingehe, habe ich eine größere Chance, eine verständige und vertrauensvolle Beziehung entstehen zu lassen. Gelingt mir das, merkt es der Patient sofort. Dazu gehört nicht nur, dass er oder sie lernt, eigene Körpersignale wahrzunehmen und mitzuteilen. Dazu gehört auch, dass ich als Arzt weiß, wie man zuhört und auf Signale achtet. Im Laufe der Jahre habe ich gelernt, besonders gut hinzuhören, wenn ein Patient erzählt, dass sich etwas ungewöhnlich anfühlt, wenn er einen Schmerz oder eine Wahrnehmung beschreibt, die er so noch nicht erlebt hat, die er nicht einordnen kann. Er kennt seinen Körper besser als ich."

Ich erzählte Silke und Michael von einem langjährigen Patienten. Der schilderte bei einem Termin, er habe seit Kurzem so ein komisches Sodbrennen, ob ich da nichts machen könne. Er habe schon den Alkohol weggelassen, aber ohne Erfolg. Da bei vergangenen Episoden eine Tablette zur Reduzierung der Magensäure geholfen hatte, schlug ich ihm vor, es damit zu versuchen. Aber er hatte es mit den Pillen, von denen noch einige übrig waren, schon probiert. Ohne Erfolg. Es war ein für ihn ungewohntes Körpergefühl: „Das brennt so beim Essen und sticht dann manchmal auch." Da die geschilderten Beschwerden für mich im ersten Moment wie ein Reflux, also ein Zurückfließen der Magensäure in Richtung Speiseröhre klangen, riet ich ihm zu etwas mehr Geduld mit den Tabletten und stellte ihm ein neues Rezept aus.

Nach wenigen Tagen war er wieder bei mir, jetzt tat es ihm auch beim Trinken weh. Nun war ich alarmiert, denn hätte es sich um einen Reflux gehandelt, wäre unter der Therapie zumindest keine Zunahme der Symptome zu erwarten gewesen. Deshalb veranlasste ich für den folgenden Tag eine Magenspiegelung, als deren Ergebnis eine leichte Pilzinfektion der Speiseröhre nachgewiesen wurde. Die von mir verschriebenen Tabletten konnten da nichts ausrichten. Ich habe ihm ein Pilzmittel verordnet, und die Beschwerden ließen innerhalb weniger Tage deutlich nach.

„Der war bestimmt ganz angetan von deiner Kunst", stichelte Silke.

„Naja, begeistert war er nicht gerade. Aber weil wir uns schon lange kannten und ich ihm erklärte, warum ich falsch gelegen hatte, war es dann letztlich wieder in Ordnung. So etwas kommt leider vor, insbesondere wenn die Symptome scheinbar in eine vertraute Richtung weisen. Was mich ärgerte, war, dass ich ihm nicht richtig zugehört hatte. Er hatte mir ja gesagt, dass es sich ungewöhnlich anfühlte, anders als sonst."

„Wenn ich das so höre, frage ich mich, ob es dann überhaupt sinnvoll gewesen wäre, Dr. Hill darauf hinzuweisen, dass mein Hals sich auch nach der Physiotherapie noch komisch anfühlt." Michael sah nachdenklich aus.

„Es gehören eben zwei dazu, Arzt und Patient. Ich bin damals einfach über die Bedenken meines Patienten hinweggegangen, anstatt nachzuhaken und ihm weitere Fragen zu stellen. Wahrscheinlich wäre ich dann schneller zur eigentlichen Diagnose gekommen und hätte ihm einige Tage unnötiger Schmerzen erspart."

„Als Patient muss ich also hartnäckig bleiben", fasste Michael zusammen.

„Wie regelst du eigentlich die ganzen Dinge, die nichts direkt mit der Krankheit oder der Behandlung zu tun haben?", sprach Silke das nächste Thema an. „Ich verstehe ja, dass das Organisieren einer Kinderbetreuung oder einer Selbsthilfegruppe nicht Aufgabe des Arztes ist, aber Tipps, an wen man sich wenden kann, wären wirklich hilfreich. Denn zu Hause muss es ja auch weitergehen. Katharina war alleine, Michael ist alleine – da gibt's nicht mal eine Partnerin oder einen Partner, die einspringen können. Es wäre schön zu wissen, dass es so etwas wie einen Palliativarzt gibt, der auch nach Hause kommt, oder einen Hinweis, wo ich eine kompetente Sozialarbeiterin finde, die mir mit dem ganzen Papierkram zu Krankenkasse, Arbeit und Rente helfen kann. Das ist so wichtig, weil es Zeit spart, die man dann für Schönes nutzen kann. Zeit wird so unglaublich kostbar. Die Psychoonkologin, die uns die neue Ärztin genannt hatte, war ein Volltreffer. Katharina ist da gern hingegangen. Sie war danach gelöster. Das war gute Zeit. Für uns als Angehörige oder Betroffene ist das alles neu. Bei euch in der Praxis kommen ständig schwer kranke Menschen an. Da wäre es einfach eine große Hilfe, wenn ihr auf die richtigen Anlaufstellen hinweisen könntet."

„Kann man vom Arzt verlangen, diverse Tipps für das ganze Drumherum neben der eigentlichen medizinischen Behandlung parat zu haben?", fragte Michael in die Runde.

„Ja, kann man", fand Silke.

Ich sagte, dass ich meist an großen Kliniken gearbeitet habe. Da hätte ich mich in gewisser Weise aus der Affäre ziehen können, indem ich auf den Sozialdienst oder eine geschulte Psychotherapeutin im Hause verwies. Wie wichtig es ist, zumindest einige weiterführende Angebote wie eine Adresse für die Sozialarbeiterin oder den ambulanten Palliativdienst, die Telefonnummer einer Psychologin oder Informationszettel für eine Selbsthilfegruppe zur Hand zu haben, sei mir erst durch Ralfs Erkrankung richtig deutlich geworden.

Mein ältester Bruder lebte in Bayern, ganz weit weg, und er war allein. Geschwächt durch die Tumortherapie nahm die Melancholie in seinen freien Stunden überhand. Bei Angeboten für psychologischen Beistand oder eine Selbsthilfegruppe konnten seine behandelnden Ärzte mir nicht weiterhelfen. Da ich selbst vor Ort über keine Kontakte verfügte, versuchte ich irgendwie über Telefon und Internet an geeignete Ansprechpartner für meinen Bruder zu kommen. Dass war ziemlich frustrierend: Eine Psychoonkologie gab es in der Gemeinde nicht, der Sozialarbeiter der Klinik erstickte in Arbeit, und die nächste Selbsthilfegruppe, die eine gute Anlaufstelle für Ralf gewesen wäre, war nur mit dem Auto zu erreichen. Aufgrund seines Gesundheitszustands schied diese Möglichkeit leider aus. Schließlich gelang es mir, eine Kollegin in einer der umliegenden Gemeinden ausfindig zu machen, die sich auf die palliative Behandlung von Krebspatienten spezialisiert hatte und auch Hausbesuche machte. Von ihr erhielt ich den Rat, einmal bei der örtlichen Kirchengemeinde nachzufragen, wo man mir dann tatsächlich einen Kontakt zu den „grünen Damen“ vermittelte, einer Gruppe rüstiger Seniorinnen, die sich ehrenamtlich um kranke Menschen kümmern. Ralf war dankbar für die Gespräche mit diesen lebenserfahrenen Frauen, die seine Einsamkeit durchbrachen. Professionelle und ehrenamtliche Unterstützung haben Ralfs Alltag sichtbar verbessert. Die ganzen Bemühungen hatten sich gelohnt. Aber es wäre so viel einfacher gewesen, wenn die behandelnden Ärzte vor Ort hierzu weiterführende Ideen gehabt hätten. Silke hatte absolut recht.

Michael kam noch einmal auf das Thema Kritik zurück. Er sagte, dass es eine ganze Zeit gedauert habe, bis er seine Angst ablegen konnte, kritische Fragen zu stellen oder gar eine gegenteilige Meinung zu äußern. Zu Beginn sei da die Befürchtung gewesen, dass der Arzt ihn dann nicht mehr gut behandeln würde. „Mir war die Vorstellung, von jemandem ‚verarztet' zu werden, der mich menschlich nicht leiden kann, unangenehm. Egal ob er jetzt eine Koryphäe auf seinem Gebiet ist oder nicht."

Silke schüttelte den Kopf. „Für mich war immer klar, dass ich ansprechen werde, was mir befremdlich vorkommt. Ich glaube, Katharina und ich waren da auf einer Linie, was den zwischenmenschlichen Umgang, Erwartungshaltungen und Respekt anbelangt. Daher hatte ich, wenn ich mich eingeschaltet habe, auch nie die Angst, dass das für sie eventuell nachteilig sein könnte. Als Patient hätte ich sowieso keine Angst, etwas Falsches zu sagen. Es geht doch nicht darum, dass der Doc mich lieb hat. Und wenn ich mich fürchte, dass ihm eine Bemerkung von mir gegen den Strich geht, und lieber den Mund halte: Da mache ich mir ja noch mehr Stress."

„Nicht immer stimmt die Chemie von Anfang an", fügte ich hinzu. „Mit manchen Patienten kann man allerdings auch sehr gut aus einem distanzierteren Verhältnis heraus zusammenarbeiten. Aber Offenheit muss sein. Für eine entsprechende Atmosphäre bin ich verantwortlich. Mir gefällt zwar nicht alles, was ich im Sprechzimmer zu hören bekomme, einige Patienten empfinde ich als sympathischer als andere, und individuelle Schicksale berühren mich unterschiedlich stark. Natürlich macht das vom Patienten oder Angehörigen Gesagte etwas mit mir, es wirkt auf mich. Das ist wie in der Beziehung oder bei Freunden, nur mit dem Unterschied, dass ich im Sprechzimmer professionell damit umgehen muss. Teil meiner Arbeit ist es, jeder Patientin und jedem Patienten Zuwendung und Offenheit entgegenzubringen. Manchmal geht das von allein, ein andermal muss ich mich arg zusammennehmen und konzentrieren. So ist es nun mal. Aber ich kann nicht einfach verstummen oder weglaufen, nur weil mir eine Bemerkung nicht passt. Es ist ja meine Aufgabe, das Gespräch zu nutzen, um gemeinsam die Behandlung voranzubringen."

Michael meinte, dass er mit der Zeit seine Befürchtungen über falsch zu verstehende Bemerkungen abgelegt habe. Er musste sich selbst und seine

Erwartungen aber auch erst mal sortieren. Mittlerweile habe er ein Gespür dafür entwickelt, in welchen Situationen kritisches Nachfragen wichtig ist. Dabei gehe es auch darum, einen Mittelweg zwischen kritiklosem Empfangen ärztlicher Bemerkungen und endlosen Diskussionen zu finden. Vor allem habe er gelernt, die Verantwortung für sein Leben selbst zu übernehmen – auch wenn er sich dem manchmal überhaupt nicht gewachsen fühle. „Die Beruhigung, die ich in solchen Gesprächen früher gesucht habe, diese Versicherung bis ins letzte Detail, dass alles klappen wird und ich auf dem richtigen Weg bin, die kann der Arzt mir auch nicht geben. Sein Fachwissen ist wichtig, und dass er mit mir argumentiert. Aber entscheiden muss letztlich ich."

„Ich glaube, miteinander im Gespräch zu bleiben ist die Basis", sagte ich. „Auch wenn es mal holpert. Alle zusammen müssen es schaffen, partnerschaftlich miteinander umzugehen. Nach meiner Erfahrung wird man immer wieder mal in emotional aufgeladene Situationen geraten, in denen dann ein Wort fällt, das falsch verstanden werden kann. Das wird sich nicht komplett vermeiden lassen. Hinterher die richtigen Worte zu finden und die Sache zu klären ist wichtig. Wenn es dann Situationen gibt wie bei euch, in denen das wirklich nicht gelingt, ist es richtig, sich einen verständnisvolleren und offeneren Arzt zu suchen."

Ich bedankte mich bei den beiden für dieses und die vielen anderen Gespräche. Sie hätten mir sehr geholfen, besser zu verstehen, was im Sprechzimmer schiefläuft und wie die Begegnungen dort besser gelingen können.

„Eins noch", sagte Silke zum Schluss. „Ich würde mir ein verpflichtendes Kommunikationstraining für euch Ärzte wünschen. Vieles lernt man sicher mit der Zeit in der Praxis und über Erfahrungen. Aber mehr Bewusstsein, wie wichtig es ist, Patienten und Angehörige mit ins Boot zu nehmen, eine bessere Vorbereitung auf den Umgang mit ihnen – das würde die Zeit in der Sprechstunde vermutlich für viele Menschen angenehmer und den einen oder anderen Arztwechsel überflüssig machen."

„Ich finde, darauf sollten wir anstoßen", sagte ich.

VERWENDETE QUELLEN

KAPITEL 1

Die Angaben über die Erzählungen der Patienten beim Arzt entstammen folgender Studie: A. G. Levy et al.: *Prevalence of and Factors Associated With Patient Nondisclosure of Medically Relevant Information to Clinicians.* JAMA Netw open. 2018, 1(7):e185293.

Die Angaben zur Studie über die Gespräche zwischen Arzt und Patient entstammen einer GfK-Umfrage unter 1.969 Personen ab 14 Jahren, die im Auftrag der Apothekenumschau durchgeführt wurde: Apotheken Umschau 07/2011, S. 8.

KAPITEL 2

Angaben zur explorativen Studie bezüglich der Erwartungen der Patienten und Ärzte stammen aus: L. Schäffner: *Das Patientengespräch. Wege zur besseren Kommunikation zwischen Arzt und Patient.* Waxmann Verlag 2012.

Die Geschichte zur Patientin mit einem infizierten Zahnimplantat habe ich aus: L. Wesel: *Wie sag ich's meinem Doc? Machen Sie das Beste aus Ihrem Arztbesuch!* Carl-Auer Verlag 2014.

KAPITEL 3

Die Zahlen zu Schülerinnen und Schülern in Deutschland veröffentlichte das Statistische Bundesamt am 25.10.2019.

Einschätzungen zum Lateinunterricht an deutschen Schulen entstammen folgenden Zeitungartikeln: P. Munzinger: *Niemand will mehr Latein lernen. Oder?* Süddeutsche Zeitung vom 28.4.2018. Sowie H. Klovert: *Mythos und Wirklichkeit. Wer in der Schule Latein hatte, gilt als höher gebildet.* Interview mit Jürgen Gerhards, Spiegel Panorama vom 2.9.2019.

Das Zitat der ehemaligen Bundesministerin für Gesundheit U. Lehr entstammt folgender Quelle: Ärzte Zeitung, 12.6.2009 https://www.aerztezeitung.de/Politik/Der-gute-Arzt-spricht-die-Sprache-des-Patienten-368370.html. Zuletzt abgerufen am 6.4.2021

Die Funktionen des Arztes beleuchtet Nobert Donner-Banzhoff näher im folgenden Artikel: *Archäologie einer Beziehung.* Deutsches Ärzteblatt 109 (42) 2012, S. 2078–2083.

Die Untersuchung der Universität des Saarlandes findet sich bei: S. R. Speicher: *Fehleranalyse an der Schnittstelle zwischen Krankenhaus und Hausarztpraxis bezüglich der Überleitung stationär behandelter Patienten und deren Informationsgrad.* Dissertation der Med. Fakultät der Universität des Saarlandes. 2018, S. 32.

Ausführungen zu den Sprachproblemen bei ausländischen Ärzten entstammen einem Beitrag von Clara Walther: *Sprachprobleme im Klinikalltag.* DW online vom 15.3.2013.

Der Kommentar zur Sendung von Anne Will bezieht sich auf die gleichnamige Sendung, die am 8.3.2020 in der ARD ausgestrahlt wurde.

Die Gerichtsszene mit Atticus Finch findet sich bei Harper Lee: *Wer die Nachtigall stört …* Rowohlt Taschenbuch Verlag 2018.

Die Annahmen von Annegret Hannawa stammen aus folgendem Interview: https://www.landdergesundheit.de/beteiligung/wegen-soft-skill. Zuletzt abgerufen am 22.6.2020.

Ausführungen zur non-verbalen Kommunikation entstammen folgendem Werk: A. F. Hannawa und G. Jonitz: *Neue Wege für die Patientensicherheit: Sichere Kommunikation.* De Gruyter 2017.

Die Antwortzeiten im Anamnesegespräch können nachgelesen werden in: D. L. Roter und J. A. Hall: *Doctors talking with patients/patients talking with doctors: improving communication in medical visits.* Praeger 2006.

KAPITEL 4

Die Worte von Christoph Maria Schlingensief entstammen einem Interview, das der Künstler im Herbst 2008 mit Katrin Bauerfeind im Maxim-Gorki-Theater in Berlin führte.

Die Angaben zu den Facetten von Unsicherheit und deren Bewältigungsstrategien finden sich in: E.-D. Lantermann et al.: *Selbstsorge in unsicheren Zeiten.* Beltz Verlag 2009.

Peter Tautfest schildert seine Erfahrungen mit der Erkrankung in: *Ich habe Krebs.* taz am Wochenende vom 2.6.2001.

Die Geschichte von Sybille und Uwe ist nachzulesen bei T. Falenczyk (Protokoll): *Wir sind als Familie an meiner Depression gewachsen.* SZ-Magazin. Rubrik: Jetzt mal ehrlich vom 11.9.2020.

Die Aussagen zur SLE-Selbsthilfegruppe stammen aus einem Telefoninterview vom 01.10.2020 mit Renate Götz, Leiterin der SLE-Selbsthilfegruppe Berlin.

Der Zusammenhang zwischen sozialer Unterstützung und psychischer Gesundheit ist folgender Publikation entnommen: S. E. Hobfoll et al.: Resource Loss, *Resource Gain, and Emotional Outcomes Among Inner City Women.* J Pers Soc Psychol 84(3):632-43, 2003.

Susan Sontag wird zitiert aus: *Krankheit als Metapher.* Fischer Taschenbuchverlag 1981.

KAPITEL 5

Anregungen von Janine Berg-Peer finden sich in: *Aufopfern ist keine Lösung.* Kösel-Verlag 2015.

Die Daten zu den pflegenden Angehörigen entstammen der Umfrage der Kassenärztlichen Bundesvereinigung (KBV) aus dem Jahre 2020: https://www.kbv.de/media/sp/Berichtband_Ergebnisse_KBV_Versichertenbefragung_2020.pdf, zuletzt abgerufen am 9.11.2020.

Christoph Schlingensiefs Worte stammen aus der Einleitung zu seinem Buch: *So schön wie hier kanns im Himmel gar nicht sein!* Kiepenheuer & Witsch 2009.

KAPITEL 6

Charlotte Link berichtet über ihre Schwester in ihrem Buch: *Sechs Jahre. Der Abschied von meiner Schwester.* Blanvalet Verlag 2014.

Die Einsichten zum Wandel der Kommunikation in der Zeit finden sich bei B. Hitzer: *Krebs fühlen. Eine Emotionsgeschichte des 20. Jahrhunderts.* Klett-Cotta Verlag 2020.

Das Zitat von Hufeland entstammt folgender Quelle: U. Frevert: *Gefühle definieren. Begriffe und Debatten aus drei Jahrhunderten,* S. 9–39 In: Frevert et al.: *Gefühlswissen. Eine lexikalische Spurensuche in der Moderne.* Campus-Verlag 2011.

Entdeckungen zum Placeboeffekt finden sich bei F. Benedetti et al.: Placebo. Springer-Verlag 2014, sowie in der TV-Sendung „Der Arzt in mir." Ausgestrahlt auf 3sat am 14.10.2020.

Angaben zur explorativen Studie bezüglich der Erwartungen der Patienten und Ärzte stammen aus: L. Schäffner: *Das Patientengespräch. Wege zur besseren Kommunikation zwischen Arzt und Patient.* Waxmann Verlag 2012.

Das Zitat von Jalid Sehouli ist seinem Buch entnommen: *Von der Kunst, schlechte Nachrichten gut zu überbringen.* Kösel-Verlag 2018, S. 97 ff.

Die genannten Informationen zu Carl Rogers und das aktive Zuhören finden sich bei C. R. Rogers: *Die nicht-direktive Beratung.* Fischer Verlag 1985. Sowie L. K. Steil et al.: Aktives Zuhören. Anleitung zur erfolgreichen Kommunikation. Sauer Verlag 1986.

Aussagen zur Authentizität bei W. Langewitz: Patientenzentrierte Kommunikation. In: R. H. Adler et al.: Uexküll. *Psychosomatische Medizin. Theoretische Modelle und klinische Praxis.* Urban & Fischer/Elsevier 2018.

Einschätzungen zur Resilienz von R. Kalisch: *Der resiliente Mensch. Wie wir Krisen erleben und bewältigen.* Berlin-Verlag 2017.

Studien zu Resilienz fördernden Maßnahmen bei Krebskranken: M. V. Cerezo et al.: *Positive Psychology Group Intervention For Breast Cancer Patients: a Randomised Trial.* Psychol Rep 2014; 115:44-64; P. Ludolph et al.: Resilienzfördernde Interventionen bei Patienten mit Krebs. Dtsch Arztebl Int 2019; 116:865-72.

KAPITEL 7

Frau Dr. Grubs Aussagen finden sich bei R. Door: *Der mündige Patient.* Apothekenumschau 1/2021, S. 10–19.Erwartungen einer Angehörigen sind nachzulesen bei: J. Berg-Peer: *Aufopfern ist keine Lösung.* Kösel-Verlag 2015.

KAPITEL 8

Aufzeichnungen zur Schneeberger Krankheit sind folgender Quelle entnommen: UCSF Library Truth Tobacco Industry Documents. https://www.industrydocuments.ucsf.edu/tobacco/docs/#id=nqlk0090. Zuletzt abgerufen am 29.6.2020.

Daten zur Radon-Exposition in Deutschland aus I. Brüske-Hohlfeld, L. Kreienbock und H.-E. Wichmann: *Inhalation natürlicher Strahlung: Lungenkrebs durch Radon.* In: mensch+umwelt spezial (18) 2006, S. 37–43.

KAPITEL 9

Die Daten zu den pflegenden Angehörigen und der Patientenzufriedenheit entstammen einer Umfrage der Kassenärztlichen Bundesvereinigung (KBV) aus dem Jahr 2014: https://www.kbv.de/media/sp/MHH-Studie-2014_Bericht_24072014.pdf. Zuletzt abgerufen am 9.11.2020.

Die überraschenden Erkenntnisse zu Patientenerwartungen finden sich bei: L. Schäffner: *Das Patientengespräch. Wege zur besseren Kommunikation zwischen Arzt und Patient.* Waxmann Verlag 2012.

WEITERFÜHRENDE INFORMATIONEN

PRAKTISCHE HILFEN

www.patienten-universität.de

Ein umfassendes Portal, in dem Sie unabhängige Informationen zur Arzt- und Krankenhaussuche, zu verschiedenen Erkrankungen, zur Suche im Internet und zu Medikamenten erhalten.

www.washabich.de

Medizinstudenten übersetzen Ihren Arztbrief in eine leicht verständliche Sprache, kostenlos.

www.clinicaltrials.gov

Eine weltweite Übersicht zu laufenden klinischen Studien. Sie erhalten Informationen, in welchem Land und an welcher Institution die jeweilige Studie läuft. Zudem können Sie anhand der Studienkriterien schon einmal selbst schauen, ob eine gewünschte Studie für Sie infrage kommt.

www.palliativ-portal.de

Hier finden Sie ambulante und stationäre Palliativ- und Hospizdienste, Palliativärzte und Palliativnetzwerke in Ihre Nähe. Einfache Suche nach Wohnort.

www.weisse-liste.de

Umfangreiches Angebot der Bertelsmann-Stiftung, u. a. zur Arztsuche und Gesundheits-Apps sowie ein Befund-Dolmetscher.

www.stiftung-patientenschutz.de

Eine Übersicht zu Ihren Rechten, Rat rund um die Pflege und psychosoziale Fragen.

www.patientenberatung.de

Die Unabhängige Patientenberatung Deutschland beantwortet über verschiedene Wege (online, Telefon, App, vor Ort) insbesondere gesundheitssoziale und -rechtliche Fragen.

www.patienten-information.de

Das ärztliche Zentrum für Qualität in der Medizin informiert in mehreren Sprachen über eine Vielzahl von Erkrankungen.

www.psycho-onkologie.net

Zielgerichtete und einfache Suche nach einem Psychoonkologen in Ihrer Nähe.

www.ra-fuer-patienten.de

Der Verein nennt Ihnen kostenfrei Rechtsanwälte, die auf dem Gebiet des Arzthaftungsrechts tätig sind – für den Fall, dass Sie sich diesbezüglich beraten lassen möchten.

www.krebsinformationsdienst.de

Das Deutsche Krebsforschungszentrum stellt neben einer Fülle an Informationen zur Vorbeugung und Behandlung einzelner Krebserkrankungen viele nützliche Aspekte zum Umgang mit der Erkrankung selbst vor: Ernährung, Kinderwunsch, Sexualität, Spätfolgen und Rehabilitation sind nur einige Bereiche.

www.krebshilfe.de

Auf den Seiten der Deutschen Krebshilfe finden sie in Form der „Blauen Ratgeber" nicht nur Informationen zu verschieden Formen einer Krebserkrankung, sondern können auch eine umfangreiche Broschüre zu Sozialleistungen kostenfrei herunterladen.

BETREUUNG

www.nakos.de

Hier finden Sie zahlreiche Antworten rund um das Thema Selbsthilfegruppen sowie eine Auswahl verschiedener Gruppen.

www.schon-mal-an-selbsthifegruppen-gedacht.de

Der Fokus liegt auf Selbsthilfeangeboten für junge Menschen, aber es sind viele nützliche Informationen für alle Interessierten vorhanden und es wird eine einfache Suche für eine Gruppe in Ihrer Nähe angeboten.

www.frauenselbsthilfe.de

Über 40 Jahre geballte Erfahrung rund um das Thema Krebs nicht nur für Frauen: umfassendes Informationsangebot mit kostenlosen Broschüren und Filmen zum Thema, Verzeichnis geeigneter Ansprechpartner vor Ort, Antworten auf Fragen zur Pflege, Rente, Rehabilitation, zu Hilfsmitteln, zur Patientenverfügung und sozialen Absicherung.

www.pflege-durch-angehörige.de

Viele nützliche Hinweise zu verschiedenen Aspekten der Pflege: Pflegegrade, Arten der Pflege, häusliche Umbauten, rechtliche Informationen und Hilfsmittel.

www.ekh-deutschland.de

Auf der Website des ehrenamtlichen Besuchsdiensts der Evangelischen Alten- und Krankenhilfe finden Sie die Ansprechpartner der grünen Damen und Herren für das jeweilige Bundesland ebenso wie Informationen zu deren Angeboten.

www.telefonseelsorge.de

Jederzeit unter 0800 – 111 0 111 oder 0800 – 111 0 222 können Sie geschulten Mitarbeiterinnen und Mitarbeitern anonym Ihre Gedanken oder Sorgen mitteilen.

Dank

Dieses Buch hätte ich nicht schreiben können ohne die Begegnungen mit meinen Patientinnen und Patienten und ihren Angehörigen.

Die zahlreichen persönlichen Gespräche mit Freunden, die in diesem Buch Jule, Robert, Silke, Albert, Mark und Michael heißen, haben mich weit über den Tellerrand meiner eigenen Erfahrungen als Arzt und Angehöriger hinausschauen lassen. Es war spannend, zu erfahren, wie der Umgang mit Krankheit aussehen kann: nämlich sehr bunt, durchaus scharf und kritisch, aber auch hoffnungsvoll. Für diese Bereicherung, die unverstellte Offenheit und die vielen dem Projekt „gelingendes Arztgespräch" zur Verfügung gestellten Stunden bin ich sehr dankbar!

Danken möchte ich auch Renate Götz, die ganz selbstverständlich alle meine Fragen zu der mir wenig vertrauten Welt einer Selbsthilfegruppe beantwortet und mir durch ihre präzisen Gegenfragen Denkanstöße und eine alternative Sicht auf die Sorgen und Bewältigungsstrategien von Betroffenen ermöglicht hat.

Beim Erschließen der für das Buch maßgeblichen psychologischen Hintergründe konnte ich mich auf Roland Schippmann unbedingt verlassen. Für seine professionelle Sicht, die kritischen Fragen und seine von Beginn an motivierende Unterstützung für das Thema danke ich ihm sehr.

Meine Literaturagentin Swantje Steinbrink hat sich für die Mischung aus persönlicher Erzählung, praktischer Handreichung und wissenschaftlichen Fakten sofort begeistert und war unermüdlich – und erfolgreich – auf der Suche nach einem geeigneten Verlag.

Danken möchte ich auch Frau Vinciguerra vom Quintessenz-Verlag, die durch ihre aufgeschlossene Art den Weg vom Text zum Buch ermöglicht hat.

Ohne meinen Lektor Christian Weller wäre dieses Buch nicht entstanden. Ihm bin ich zutiefst dankbar, nicht nur für seine Motivation in zähen Phasen. Das zum Teil hartnäckige Ringen um einzelne Worte inmitten eines professionellen Blicks fürs Ganze hat wesentlich zum Gelingen des Buches beigetragen. Sein Einfühlungsvermögen in die Thematik und sein Engagement haben mich beeindruckt.

Mir die Zeit zum Schreiben ermöglicht und meine damit verbundenen Launen täglich ausgehalten zu haben, dafür danke ich meinem Partner Hartwig von Herzen.